சிறுநீரக பாதிப்புகள்

கேள்விகளும், பதில்களும்!

டாக்டர். ஜோன்ஸ் ரொனால்ட்,
டாக்டர். ஹரி ஜானகிராமன்

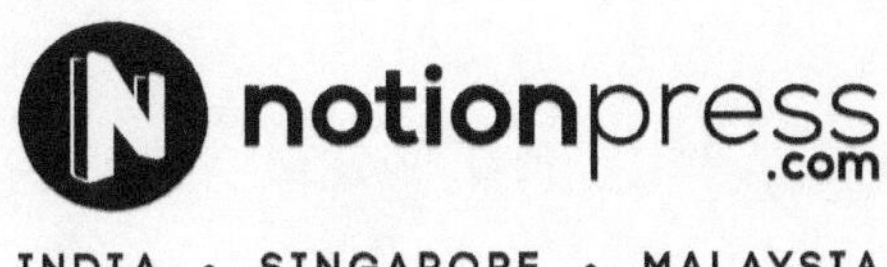

ISBN 979-8-89322-658-4

உள்ளடக்கம்

**4. கடுமையாக திடீர் சிறுநீரக செயலிழப்பின் (AKI) காரணங்கள்,
அறிகுறிகள் மற்றும் சிகிச்சை முறைகள்:**

**5. நாள்பட்ட சிறுநீரக நோய்க்கான (CKD) காரணங்கள்,
அதன் அறிகுறிகள் மற்றும் தடுப்புமுறைகள்**

6. நாள்பட்ட சிறுநீரக நோய் சிகிச்சைமுறை

7. சிறுநீரக நோய் பற்றிய கட்டுக்கதைகள் - அதற்கான விளக்கங்கள்

8. டயாலிஸிஸ் & டயாலிஸிஸ் வகைகள்

10. நெப்ரோடிக் சிண்ட்ரோம்

11. பாலிசிஸ்டிக் சிறுநீரக நோய்

12. சிறுநீர் பாதை தொற்று

13. நெப்ராலஜி மற்றும் யூராலஜி இரண்டுக்கும் இடையேயுள்ள வேறுபாடு

16. சிறுநீரகம் பாதிப்பு மற்றும் அறுவை சிகிச்சைக்கான அடிப்படை ஆய்வக சோதனைகள்

17. உணவுமுறை

18. அடிக்கடி கேட்கப்படும் கேள்விகளும் அதற்கான விளக்கமான பதில்களும்

முன்னுரை

"சிறுநீரக பாதிப்புகள்" - என்றபுத்தகத்தைக் கேள்வி – பதில் பாணியிலே எழுதி வெளியிடுவதிலே மிகவும் மகிழ்ச்சியடைகிறோம்.

இந்தக் காலத்திலே, சிறுநீரக பாதிப்புகள் அதிகமாக ஏற்படுவதை நாங்கள் கண்கூடாகப் பார்த்து வருகிறோம். நீங்களும் அதனை உணர்ந்திருப்பீர்கள். நீரிழிவு நோய், அதிக இரத்த அழுத்தம் போன்றவற்றால் சிறுநீரக வியாதிகள் அதிகமாக ஏற்பட்டாலும் இதற்கான வேறுசில முக்கியமான காரணங்களும் உள்ளன. இவற்றைப்பற்றிய விழிப்புணர்வு நம் அனைவருக்கும் தேவைப்படுகிறது என்பதைக் கருத்தில் கொண்டு, இந்தப் புத்தகம் உருவாக்கப்பட்டிருக்கிறது. அனைவரும் எளிதில் புரிந்து கொள்வதற்காக, இலகுவான தமிழில், கேள்வி பதில் பாணியில் இதனை வடிவமைத்திருக்கிறோம்.

முக்கியமான சிறுநீரக வியாதிகளைப்பற்றியும், அதற்கான காரணங்கள், ஆரம்ப அறிகுறிகள், செய்யவேண்டிய முன் நடவடிக்கைகள், வாழ்க்கைமுறை மாற்றங்கள் மற்றும் சிகிச்சைமுறைகளைப்பற்றி, சுருக்கமாக, அனைவரும் புரிந்துகொள்ளும் வகையிலே எழுதப்பட்டுள்ளது. இந்தவியாதியைப்பற்றியசந்தேகங்களும் அதற்கான விளக்கங்களும் தொகுத்து வழங்கப்பட்டிருக்கின்றது.

சிறுநீரக பாதிப்புகளைப் பற்றிய உண்மைகளை நீங்கள் தெரிந்து கொண்டு, ஆரோக்கியமாக வாழ இந்த சிறிய முயற்சி உதவியாயிருக்கும் என்று நம்புகிறோம்.

அன்புடன்

டாக்டர். ஜோன்ஸ் ரொனால்ட் *BSc, MD, MNAMS, DM(Neph)*

டாக்டர். ஹரி ஜானகிராமன் *M.D., D.N.B(Nephro)*

எழுத்தாளர்கள் பற்றி

டாக்டர். ஜோன்ஸ் ரொனால்ட் *BSc, MD , MNAMS, DM(Neph),* அவர்கள் ஆரம்பமருத்துப்படிப்பினைதிருநெல்வேலி மருத்துவக்கல்லூரியில் (1968) பயின்று, பொதுமருத்துச்சிறப்புப்படிப்பை மதுரை மருத்துவக்கல்லூரியிலே (1976) படித்து, சிறுநீரக மருத்துவ மேல்படிப்பினைச்சென்னை மருத்துவக்கல்லூரியிலே (1984) முடித்து, அதன்பின்பு, சிறுநீரக மருத்துவ சிகிச்சைத் துறையில் 35 வருடங்களுக்கு மேலாக சேலத்தில் பணியாற்றிவருகிறார். சேலம் மோகன் குமாரமங்கலம் மருத்துவக் கல்லூரியில் சிறுநீரக மருத்துவத்துறைத் தலைவராகப் பணியாற்றியவர். ஓய்வு பெற்றபின், சேலம் விம்ஸ் மருத்துவமனையில் சிறுநீரக சிறப்பு மருத்துவராகவும், சேலம் கோபி மருத்துவமனையில் ஆரம்பகால முதல் சிறுநீரக மருத்துவ ஆலோசகராகவும் தொடர்ந்து இருந்துவருகிறார். சிறுநீரக பாதிப்புகளைப் பற்றி, பத்திரிக்கைகள், புத்தகங்கள், தொலைக்காட்சி மற்றும் எப்.எம்.வானொலி மூலம் விழிப்புணர்வு ஏற்படுத்துவதில் ஆர்வமாகத் தன்னை ஈடுபடுத்திக்கொண்டிருக்கிறார். அநேகதேசிய மருத்துவக்கருத்தரங்குகளில் சிறுநீரக பாதிப்புகளைப் பற்றி உரையாற்றி, பாராட்டுதல்களையும், விருதுகளையும் பெற்றவர். சிறுநீரக மருத்துவ சிகிச்சை ஆலோசகராக, நோயாளிகளுக்கு சிறப்பான சிகிச்சை அளித்துவரும் இவருக்கு வாழ்நாள்சாதனையாளர் விருதும் வழங்கப்பட்டிருக்கின்றது. தம்அனுபவத்தின் அடிப்படையில், சிறுநீரக பாதிப்புகளைப் பற்றியும், அதன் காரணங்கள் மற்றும் அதற்கான சிகிச்சை முறைகளைப் பற்றியும், வினா விடைகளாக எளிதில் அனைவரும் படித்து புரிந்து கொள்ளும் வகையில் தொகுத்து, இந்தப் புத்தகத்தை வெளியிடுவதில் முக்கிய பங்காற்றியுள்ளார்.

டாக்டர். ஹரி ஜானகிராமன் *M.D., D.N.B(Nephro),* அவர்கள் சிறுநீரக மருத்துவம் மற்றும் சிறுநீரக மாற்று அறுவை சிகிச்சை ஆலோசகராக 15 வருடங்களுக்கும் மேலாக அனுபவம் பெற்றவர். பெங்களூர் மணிபால் மருத்துவமனையில் பயிற்சி சிறுநீரக மருத்துவராக பணியாற்றி, தற்போது சேலம் கோபி மருத்துவமனையில் 15 வருடத்திற்கும் மேல் சிறுநீரக மருத்துவம் மற்றும் சிறுநீரக மாற்று அறுவை சிகிச்சை ஆலோசகராக இருந்துவருகிறார். மருத்துவக்கருத்தரங்குகளில் சிறுநீரக பாதிப்புகளைப் பற்றி உரையாற்றியுள்ளார். மேலும் தொலைக்காட்சி மற்றும் வானொலி மூலம் விழிப்புணர்வு ஏற்படுத்துவதில் தன்னை ஆர்வமாக ஈடுபடுத்திக் கொண்டவர். அதுமட்டும் அல்லாது மூளைச்சாவு பிரகடனம் மற்றும் உடல் உறுப்புதானம் பற்றிய நிபுணத்துவம் கொண்டவர். பல வகையான விழிப்புணர்வு நிகழ்ச்சிகளை பள்ளிகள், கல்லூரிகள், நிறுவனங்கள் மற்றும் காவல் துறையிடத்தில் சிறப்புரை ஆற்றுவதை தொடர்ச்சியாக கொண்டிருக்கிறார். சேலத்தில் முதல் முதலாக மூளைச்சாவு பிரகடனம் மற்றும் உடல் உறுப்புதானம் செய்தநிகழ்வு அவருடைய மேற்பார்வையில் நடந்தது. தன் அனுபவத்தின் அடிப்படையில் இந்தப்புத்தகத்திலே சிறுநீரக சிகிச்சையைக்குறித்த சிறந்த ஆலோசனைகளை வழங்கியுள்ளார்.

1. அறிமுகம்

1.1 **சிறுநீரக அமைப்பு பின்வருவனவற்றைக் கொண்டுள்ளது:**

1. ஒரு ஜோடி சிறுநீரகங்கள்

2. சிறுநீர்க்குழாய்கள்

3. சிறுநீர்ப்பை

4. சிறுநீர்ப்பையிலிருந்து சிறுநீரை வெளியேற்றும் சிறுநீர்க்குழாய்

சிறுநீரகங்கள் சிறுநீரை உற்பத்தி செய்கின்றன. இரண்டு சிறுநீர்க்குழாய்கள் சிறுநீரை, சிறுநீர்ப்பைக்குக் கொண்டு செல்கின்றன. சிறுநீர்ப்பை சிறுநீரை வெளியேற்றும் வரை சேமிக்கிறது. பின்பு சிறுநீர்ப்பையிலிருந்து சிறுநீர்க்குழாய் வழியாக சிறுநீர் தேவையான இடைவெளியில் வெளியேற்றப்படுகிறது.

பொதுஅமைப்பு

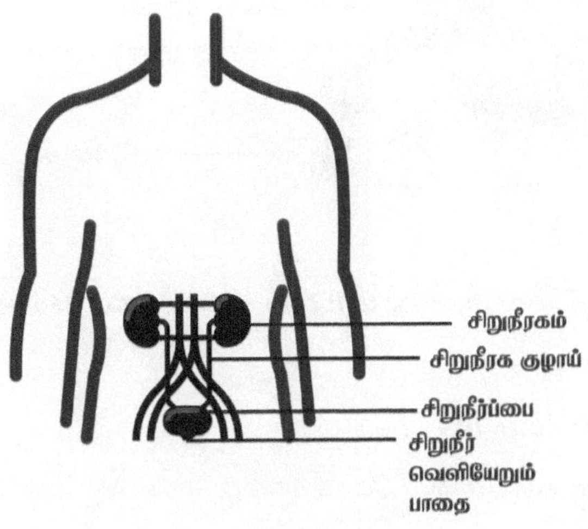

2. சிறுநீரகம் மற்றும் அதன் செயல்பாடுகள்

2.1 சிறுநீரகம் என்றால் என்ன?

சிறுநீரகங்கள் உங்கள் முதுகுத்தண்டின் இருபுறமும் உங்கள் விலா எலும்புகளுக்குக் கீழே மற்றும் வயிற்றின் பின்னால் இருக்கும் ஒரு ஜோடி பெரிய அவரைவிதை வடிவ உறுப்புகளாகும். ஒவ்வொரு சிறுநீரகமும் தோராயமாக ஒரு பெரிய முட்டியின் அளவு இருக்கின்றது என்று சொல்லலாம்.

உள் அமைப்பு

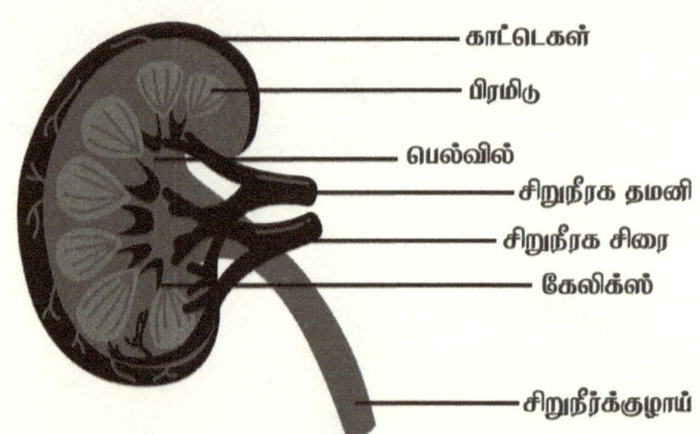

2.2 சிறுநீரகத்தின் அளவு மற்றும் எடை எவ்வளவு?

பொதுவான அளவு:

✳ சிறுநீரகத்தின் நீளம் 10 – 12 செ.மீ

✳ சிறுநீரகத்தின் அகலம் 4 - 7 செ.மீ

✳ சிறுநீரகத்தின் அகலம் 2 – 4 செ.மீ

எடை :

* ❋ ஆண்களுக்கு சிறுநீரகம் 125-170 கிராம் எடையுள்ளது.

* ❋ பெண்களுக்கு சிறுநீரகம் 115 – 155 கிராம் எடை கொண்டது.

நுண் அமைப்பு

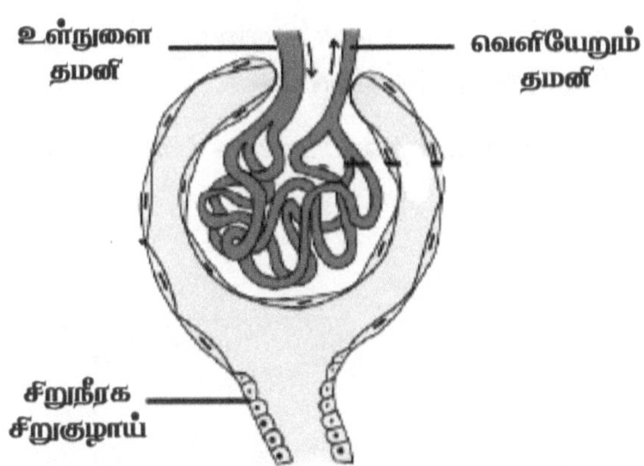

2.3   சிறுநீரகத்தின் செயல்பாடுகள் என்னென்ன?

1. உடலில் இருந்து கழிவுப்பொருட்களை அகற்றுதல்

2. உடலின்   திரவங்களையும்,   தாதுப்பொருட்களையும் சமநிலைப்படுத்துதல்

3. இரத்த அழுத்தத்தைச் சீராக வைத்துக் கொள்ளுதல்

4. இரத்த சிவப்பணுக்களின் உற்பத்தியில் உதவுவது.

5. வைட்டமின் D உதவியுடன் வலுவான ஆரோக்கியமான எலும்புகளை பாதுகாப்பது

2.4   சிறுநீரக செயல்பாட்டை மேம்படுத்துவது எப்படி?

* ❋ போதுமான தண்ணீர் பருகுவது நல்லது.

* ❋ உங்கள் இரத்த சர்க்கரை அளவை கட்டுப்பாட்டில் வைக்கவேண்டும்

* ❋ உங்கள் இரத்த அழுத்தத்தை கண்காணித்து கட்டுப்படுத்தவேண்டும்

* ❋ வழக்கமான உடற்பயிற்சியில் ஈடுபடுங்கள்

* ஆரோக்கியமான எடையை பராமரிப்பது சிறந்தது

* புகைபிடிப்பதையும், மது அருந்துவதையும் தவிருங்கள்

* வலி நிவாரண மருந்துகளை, மருத்துவரின் ஆலோசனையின்றி எடுக்க வேண்டாம்

* போதுமான தூக்கம் ஆரோக்கியம் தரும்

* தொடர்ந்து உங்கள் மருத்துவரை அணுகி பரிசோதனைகளை சீரான இடைவெளியில் செய்து கொள்ளுங்கள்

* சிறுநீரக உணவு செயல்முறையை சரியாகக் கடைப்பிடியுங்கள்

2.5   யார் யாருக்கு சிறுநீரக பாதிப்பு ஏற்பட வாய்ப்புகள் அதிகம்?

உங்களுக்கு கீழ்கண்ட பிரச்சனைகள் இருந்தால், நாள்பட்ட சிறுநீரக நோய் வரக்கூடிய ஆபத்தில் இருக்கிறீர்கள் என்று சொல்லலாம்.

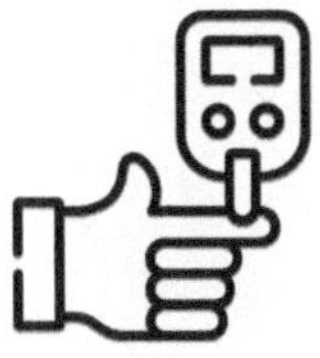

சர்க்கரைவியாதி

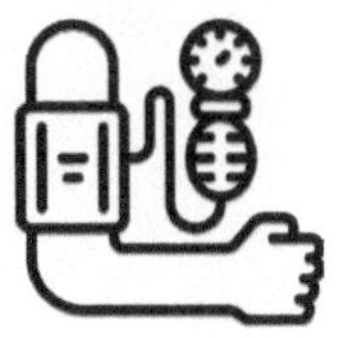

உயர் இரத்த அழுத்தம்

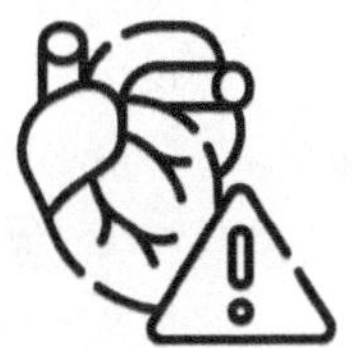

இதய நோய்

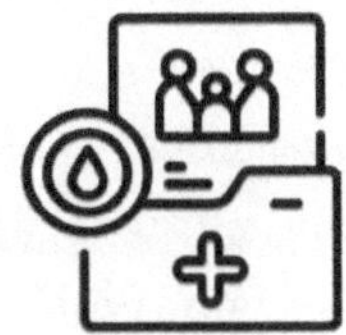

குடும்பத்தில்
யாருக்காவது சிறுநீரக வியாதி
இருப்பது

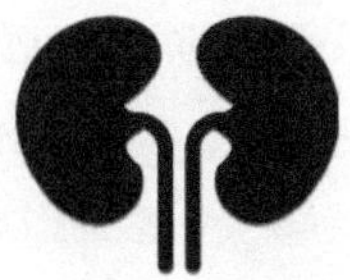

சிறுநீரக அமைப்பிலேயே
ஏற்படுகின்ற கோளாறுகள்;

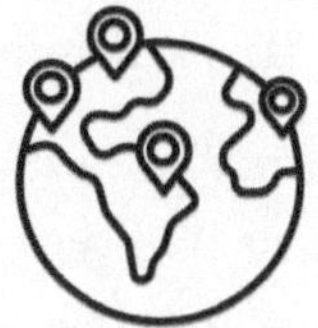

எந்த தேசம், எந்த இனத்தை
நீங்கள் சேர்ந்தவர்களென்பது

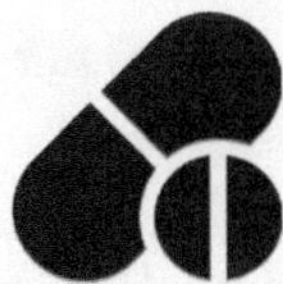

வயதானவர்கள் மற்றும் மருந்துக் கடைகளில் நீண்ட நாட்களாக வலி நிவாரணிகளை வாங்கி பயன்படுத்துபவர்கள்.

3. சிறுநீரக நோய்களின் வகைகள்

3.1 சிறுநீரக நோய் என்றால் என்ன?

சிறுநீரக நோய் என்றால் உங்கள் சிறுநீரகங்கள் சரியாக வேலை செய்யவில்லை என்று அர்த்தம். சிறுநீரகங்களின் திடீர் செயலிழப்பு என்பது பொதுவாக தற்காலிகமானதாகும். சரியான நேரத்தில் தகுந்த சிகிச்சை அளித்தால், இந்தப்பாதிப்பை சரிசெய்ய முடியும். இதைத்தான் திடீர் சிறுநீரக செயலிழப்பு (*Acute Kidney Injury - AKI*) என்று சொல்கிறோம்.

நாள்பட்ட சிறுநீரக நோய் என்பது, காலப்போக்கில் மெதுவாக உங்களுடைய சிறுநீரகங்கள் செயலிழந்து போவதால் ஏற்படுகின்றது. இதைத்தான் *Chronic Kidney Disease (CKD)* என்று சொல்கிறோம். அதிக இரத்த அழுத்தம் மற்றும் நீரிழிவு நோய் இந்த இரண்டுமே, நாட்பட்ட நிரந்தரமான சிறுநீரக பாதிப்பு ஏற்பட முக்கிய காரணங்களாயிருக்கின்றன.

இந்த நாள்பட்ட சிறுநீரக நோயை ஆரம்பத்திலேயே கண்டுப்பிடித்து விட்டால் அது மேலும் தீவிரமடையாமல், மருத்துவ சிகிச்சைமூலம் பாதுகாக்க முடியும். மிக அதிகமாக பாதிப்பு வந்துவிட்டால், அப்பொழுது இரத்த சுத்திகரிப்பு (*Dialysis*) சிகிச்சை முறையோ அல்லது சிறுநீரக மாற்று அறுவை சிகிச்சையோ (*Kidney Transplantation*) தேவைப்படுகின்றது.

3.2 சிறுநீரக செயலிழப்பை எவ்வாறு கண்டறிவது?

❋ **சிறுநீர் பகுப்பாய்வு:**

சிறுநீரை நுண்ணோக்கி மூலம் பரிசோதித்து, அதில் சிவப்பு மற்றும் வெள்ளை இரத்த அணுக்கள், அதிக அளவு பாக்டீரியாக்கள் மற்றும் திசுக்களின் அச்சுகள் என்பவைகளின் எண்ணிக்கை மற்றும் குழாய் வடிவ துகள்கள் கண்டறிய சிறுநீர் வண்டல் பரிசோதனை, ஆகியவை தேவைப்படுகின்றன.

✻ சிறுநீரின் அளவு அளவீடுகள்:

சிறுநீரக செயலிழப்பைக் கண்டறிய, தினமும் எவ்வளவு சிறுநீர் வெளியேறுகிறது என்பதை அளவிடுவது, சிறுநீரக செயலிழப்பைக் கண்டறிய உதவும் எளிய முறையாகும்.

✻ சிறுநீரில் புரதச்சத்து:

சில பாதிப்புகளுக்கு, சிறுநீரில் வெளியாகும் புரதச்சத்தை அளவிடுவது அவசியமாகின்றது. இதனை புரதச்சத்து - கிரியாடினின் விகிதம் மூலமாகவோ, 24 மணி நேர சிறுநீரின் அளவில் புரதத்தின் அளவை பரிசோதிப்பதின் மூலமாகவோ அறியலாம்.

✻ இரத்தப்பரிசோதனை:

இரத்த யூரியா, மற்றும் கிரியாடினின் போன்றவற்றை அளவிட உங்கள் மருத்துவர் இரத்த பரிசோதனைகளுக்கு ஆலோசனை தரலாம். இந்த அளவுகளில் வேகமான மற்றும் அதிகமான அதிகரிப்பு இருந்தால், அது கடுமையான சிறுநீரக செயலிழப்பைக் குறிக்கும்.

✻ நிழற் படங்கள்:

அல்ட்ராசவுண்ட், சி.டி ஸ்கேன் மற்றும் எம்.ஆர்.ஐ சோதனைகள், உங்கள் சிறுநீரகங்கள் மற்றும் சிறுநீர் பாதையின் நிலையை நிழற்படங்கள் மூலம் அடைப்புகள் அல்லது பிற பிரச்சனைகள் இருப்பதை அடையாளம் காண உதவும்.

✻ சிறுநீரக திசு பரிசோதனை:

சிலவகை சிறுநீரக பாதிப்புகளுக்கு திசுமாதிரிகள் பரிசோதனை அவசியமாகின்றது. இதனை பயாப்ஸி என்று சொல்கிறோம். திசு மாதிரியை சேகரிக்க உங்கள் மருத்துவர் சிறுநீரக பயாப்ஸி செய்து அதனை நுண்நோக்கி பரிசோதனை செய்வதின் மூலம் சிறுநீரக பாதிப்புகளைத் துல்லியமாக கணிக்க முடியும்.

✻ விசேஷ பரிசோதனைகள் :

சில சிறுநீரக பாதிப்புகளுக்கு விசேஷித்த இரத்த பரிசோதனைகள், மரபணு பரிசோதனை ஆகியவைகள் தேவைப்படுகின்றது.

3.3 எத்தனை வகையான சிறுநீரக செயலிழப்புகள் உள்ளன?

சிறுநீரக செயலிழப்புகளை ஐந்து வகையாகப் பிரிக்கலாம்:

1. **முன் சிறுநீரக செயலிழப்பு** *(Pre Renal Failure):*

சிறுநீரகங்களுக்கு போதுமான இரத்த ஓட்டம் இல்லாவிட்டால், முன் சிறுநீரக செயலிழப்பு ஏற்படுகிறது. தேவையான இரத்த ஓட்டம் குறைந்து போகின்றபோது, சிறுநீரகங்கள், இரத்தத்திலிருந்து நச்சுக்களை வடிகட்ட முடியாமல் போகின்றது. ஆகவே இரத்தத்திலே நச்சுப்பொருட்கள் அதிகமாகின்றது. இரத்த ஓட்டம் குறைவதற்கான காரணத்தைக் கண்டறிந்து, அதைச்சரிப்படுத்தினால் இந்தவகை சிறுநீரக செயலிழப்பை பொதுவாக குணப்படுத்த வாய்ப்புண்டு.

2. **கடுமையான சிறுநீரக பாதிப்பு** *(Acute Kidney Disease):*

இது திடீரென்று ஏற்படுகின்ற சிறுநீரக பாதிப்பு அல்லது கடுமையான சிறுநீரக காயம் என்று குறிப்பிடப்படுகின்றது. இந்த சிறுநீரக பாதிப்பு பல காரணங்களால் ஏற்படலாம். விபத்தினால் சிறுநீரகங்களுக்கு காயம் ஏற்படுவதினால் வரலாம். முக்கியமாக சிறுநீரகங்களுக்கு வருகின்ற இரத்த ஓட்டம் தடைபட்டுப்போனால் சிறுநீரகங்கள் வேலை செய்யும் திறனை இழந்துவிடும். உதாரணமாக உடலில் காயத்தின் காரணமாக அதிக இரத்த இழப்பு, பல காரணங்களால் உடம்பில் இரத்த அழுத்தம் குறைந்துபோதல், சிறுநீரகத்துச் செல்லும் இரத்தக்குழாய்களில் அடைப்பு ஏற்படுதல் மற்றும் முடிச்சுச் சிறுநீரக வழற்சி என்று சொல்லக்கூடிய குளோமெருலோனெப்ரிடிஸ்*(Glomerulo - nephritis)* போன்ற பாதிப்பினால் இது ஏற்படலாம். இதில் சிறுநீரக திறண்கள் மற்றும் இடைப்பட்ட திசுக்கள் கூட பாதிக்கப்படலாம்.

இதுமட்டுமில்லாமல், சிறுநீரகத்தைப் பாதிக்கக்கூடிய நச்சுப்பொருட்கள், அதாவது *Toxins* மூலமாகவும் சிறுநீரகம் செயலிழக்கலாம். இவை உடம்பில் சில காரணங்களால் உருவாகின்ற நச்சுப்பொருள், அல்லது வெளியிலிருந்து வரும் நச்சுப்பொருளாகவோ *(Snake venon)*- பாம்பின் விஷம் - *(Toxic Medications)* நச்சு மருந்துகள் ஆகியவையாக இருக்கலாம்.

3. **நாள்பட்ட முன்சிறுநீரக செயலிழப்பு:**

சிறுநீரகத்திற்குத் தேவையான இரத்தம் நீண்ட நாட்களாக குறைந்த நிலையில் இருந்தால், சிறுநீரகங்கள் சுருங்கி தங்கள் வேலைத்திறனை இழக்கும் அபாயம் உண்டு.

4. **நாள்பட்ட உள்ளார்ந்த சிறுநீரக செயலிழப்பு:**

Chronic Kidney Disease (CKD) என்று அழைக்கப்படுகின்ற இந்த நிலை மிகவும் ஆபத்தானது மட்டுமல்ல, தொடர் தீவிர சிகிச்சை தேவைப்படுவதாகவும் இருக்கின்றது. நீண்டகால சிறுநீரக பாதிப்பு உண்டாக்கக்கூடிய சிறுநீரக வியாதிகளால் இது ஏற்படுகின்றது. சிறுநீரகங்கள் இந்நிலையில் மிகவும் சுருங்கி, தங்கள் செயல்திறனை நிரந்தரமாக இழந்துவிடுகின்றன.

5. **நாள்பட்ட பிந்தைய சிறுநீரக செயலிழப்பு (*Post Renal Failure*):**

சிறுநீர் வெளியேறும் பாதையில் ஏதேனும் காரணங்களால் ஏற்படும் தடைகளினால் இது ஏற்படலாம். சிறுநீரகக் கற்கள்,கட்டிகள் ஆகியவற்றினால் சிறுநீர் வெளியேறுவதற்கு நீண்ட நாட்களாக தடை ஏற்பட்டால், படிப்படியாக சிறுநீரகங்களில் பின் அழுத்தம் ஏற்பட்டு, சிறுநீரகங்கள் செயலிழக்க வாய்ப்புள்ளது.

3.4 நாள்பட்ட சிறுநீரக நோய் (*CKD*) மற்றும் கடுமையான திடீர் சிறுநீரகபாதிப்பு (*AKI*) இரண்டுக்கும் உள்ள வேறுபாடுகள் என்ன?

✷ நாள்பட்ட சிறுநீரக நோய்(*CKD*) என்பது 3 மாதங்களுக்கு அதிகமான சிறுநீரக பாதிப்புகளினால், குளோமெருலஸின் வடிகட்டும் திறன் குறைவதால் ஏற்படுகின்றது. இந்தவகை பாதிப்பில் சிறுநீரில் புரதம் ஒழுகுதல், படிமங்கள் (*Casts*) காணப்படுதல் மற்றும் ஸ்கேன் பரிசோதனையில் சிறுநீரகங்கள் சுருங்கி இருத்தல் மற்றும் தேவையானால், சிறுநீரக தசைப் பரிசோதனை (*Kidney Biopsy*) பாதிப்புகள் ஆகியவை மூலம் வகைப்படுத்தப்படுகின்றது. முக்கியமாக நீரிழிவு நோய் மற்றும் உயர் இரத்தஅழுத்தம் போன்ற நீண்ட கால நோய்களே, இந்த நாட்பட்ட சிறுநீரக பாதிப்புகளுக்குக் காரணம். இது நிரந்தரமான சிறுநீரக செயலிழப்பாக இருப்பதால் தொடர்ச்சியாக டயாலிஸிஸ் அல்லது சிறுநீரக மாற்று அறுவை சிகிச்சை தேவைப்படுகின்றது. இந்த நோய் பாதிக்கப்பட்டவர்களுக்கு, சிறுநீரக செயல்பாடு குறைவதன் காரணமாக சில அறிகுறிகள் ஏற்படுகின்றன. உடலிலே அசதி, குமட்டல், சிந்திக்கும் சக்தி குறைதல், கால்களிலே வீக்கம் மற்றும் குறைந்த அளவில் சிறுநீர் வெளியேறுதல் ஆகியவை முக்கியமானவை. ஆனால், சிலருக்கு எந்த அறிகுறிகளும் இல்லாமல் இருக்கவும் வாய்ப்புள்ளது.

✻ கடுமையான திடீர் சிறுநீரக பாதிப்பு (AKI) என்பது உத்தேசமாக 7 முதல் 14 நாட்களில் ஏற்படுகின்ற நோய் ஆகும். குளோமெருலஸின் வடிகட்டும் திறன் திடீரென குறைந்துபோவதால், 7 நாட்களுக்குள் இந்த கடுமையான சிறுநீரக பாதிப்பு ஏற்படுகின்றது. இதன் காரணமாக இரத்தத்திலிருக்கும் யூரியா மற்றும் கிரியாடினின் அளவுகள் அதிகமாவது மட்டுமின்றி மின்பகு பொருட்கள் அதாவது எலக்ட்ரோலைட்ஸ் (Electrolytes) சமநிலையின்மை ஏற்படுகின்றது. பொதுவாக இந்தத் திடீர் தீவிர சிறுநீரக பாதிப்பை கண்டறிந்து, அதன் காரணத்தை சரிசெய்தால், சிறுநீரகம் இயல்பு நிலைக்குத் திரும்ப வாய்ப்புள்ளது. உதாரணமாக, உடம்பிலே நீர்ச்சத்து குறைவிருந்தால் அதைச் சரிப்படுத்துதல், நச்சுத்தன்மை காரணமாயிருந்தால் அதனை அகற்றுதல் மூலமாக இந்த சிறுநீரக பாதிப்பை சரிசெய்ய முடியும். ஒருவேளை உடலிலே அதிகமாக நீர்ச்சத்து இருந்தாலோ அல்லது மின்பகுபொருட்களின் சமநிலை அதிகமாக பாதிக்கப்பட்டிருந்தாலோ, அல்லது இரத்தத்தில் கிரியாடினின் அளவு மிக அதிகமாயிருந்தாலோ உடனடியாக டயாலிஸிஸ் (Dialysis) என்று சொல்லப்படுகின்ற கூழ்மப்பிரிப்பு சிகிச்சை தற்காலிகமாக தேவைப்படுகின்றது.

3.5 நாள்பட்ட சிறுநீரக செயலிழப்பில் எத்தனை நிலைகள் உள்ளன?

நாள்பட்ட சிறுநீரக பாதிப்பை ஐந்து நிலைகளாகப் பிரிக்கலாம். உங்கள் உடம்பிலிருந்து சிறுநீரகங்கள் கழிவுப்பொருட்களையும், அதிகமாக இருக்கின்ற திரவத்தை சிறுநீரில் வெளியேற்றும் திறனைவைத்தே இந்த நிலைகள் வகுக்கப்பட்டுள்ளன. சிறுநீரகம் வேலை செய்யும் திறனின் அடிப்படையில் முதலாம் நிலையிலிருந்து (Stage 1) ஐந்தாம் நிலை வரைக்கும் (Stage 5) இதைப் பொதுவாகப் பிரிக்கலாம். சிறுநீரக வேலைத்திறனை லேசாக பாதித்திருந்தால் அது நிலை-1 ஆகவும், மிக அதிகமாகப் பாதித்திருந்தால் நிலை-5 ஆகவும் குறிப்பிடப்படுகின்றது. குளோமருலார் வடிகட்டும் விதத்தை (Glomerular Filtration Rate) வைத்து, சிறுநீரக செயலிழப்பு நிலைகளை மருத்துவர்கள் தீர்மானிக்கிறார்கள். இரத்தத்திலுள்ள கழிவுப்பொருட்களான கிரியாடினின் அளவு, உங்கள் வயது, இனம் மற்றும் பாலினம் (Gender) ஆகியவற்றைக் கொண்டு இந்த வடிகட்டும் விகிதம், தீர்மானிக்கப்படுகின்றது.

சுருக்கமாகக் குறிப்பிட்டால்

நிலை-1 சிறுநீரக பாதிப்பு - சிறிய சிறுநீரக காயம் வடிகட்டும் விகிதம்: 90ml/mt அல்லது அதிகம்

நிலை-2 சிறுநீரக பாதிப்பு - சற்றே குறைவு வடிகட்டும் விகிதம்: 60ml to 90 ml/mt

நிலை-3 சிறுநீரக பாதிப்பு - அதிக குறைவு வடிகட்டும் விகிதம்: 30ml to 59 ml/mt

நிலை-4 சிறுநீரக பாதிப்பு - மிகவும் குறைவு வடிகட்டும் விகிதம்: 15ml to 29ml/mt

நிலை-5 சிறுநீரக பாதிப்பு - மிகமிகக் குறைவு வடிகட்டும் விகிதம்: 15ml to 29 ml/mt அதற்கும் கீழே

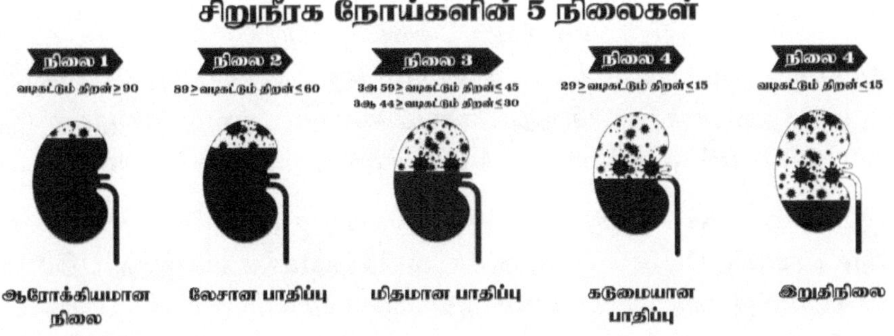

3.6 எந்த அளவு கிரியாடினின் சிறுநீரக செயலிழப்பைக் குறிக்கிறது?

பெண்களுக்கு இரத்தத்தில் கிரியாடினின் 1.2 mg க்கு அதிகமாகவும், ஆண்களுக்கு 1.4 mg க்கு அதிகமாகவும் இருப்பது சிறுநீரகங்கள் சரியாக இயங்கவில்லை என்பதின் அடையாளமாக இருக்கலாம். இந்த சிறுநீரக நோய் தீவிரமடையும் போது, இரத்தத்திலே கிரியாட்டினின் அளவும் படிப்படியாக அதிகமாகின்றது.

4. கடுமையாக திடீர் சிறுநீரக செயலிழப்பின் (AKI) காரணங்கள், அறிகுறிகள் மற்றும் சிகிச்சை முறைகள்:

4.1 கடுமையான திடீர் சிறுநீரக செயலிழப்பு என்றால் என்ன?

கடுமையான திடீர் சிறுநீரக செயலிழப்பு(AKI) என்பது, உங்கள் சிறுநீரகங்கள் திடீரென வேலை செய்யும் திறனை இழந்துபோவதாகும். இதை மருத்துவர்கள் திடீர் சிறுநீரக காயம் என்றும் அழைக்கிறார்கள். இந்த பாதிப்பு சில மணிநேரங்களிலோ அல்லது ஓரிரு நாட்களிலோ ஏற்படலாம்.

இதில் ஒரு நல்ல விஷயம் என்னவென்றால், இந்தக் கடுமையான சிறுநீரக செயலிழப்பு அநேக நேரங்களில் நிரந்தரமானதாக இருப்பதில்லை. உடனடியாக இதற்கான சரியான சிகிச்சையைப் பெற்றால், வேறு எந்த உடல் பிரச்சனைகளும் இல்லையென்றால், மீண்டும் உங்கள் சிறுநீரகங்கள் சாதாரணமாக வேலை செய்யக்கூடிய திறனை பெற்றுக் கொள்ள வாய்ப்பு அதிகம்.

4.2 இதற்கான காரணங்கள் என்னென்ன?

1. சிறுநீரகத்திற்கு இரத்தத்தைக் கொண்டு செல்லும் வழியிலே ஏற்படுகிற கீழ்க்கண்ட ஏதோவொரு பிரச்சனையினால் இது ஏற்படலாம்.

   * ஏதேனும் தொற்று ஏற்படுவதினால்

   * உடலிலே இரத்தம் அல்லது திரவஅளவு குறைந்து போவதினால்

   * சிறுநீரகத்தின் உள் இரத்தக்குழாய்களைப் பாதிக்கக்கூடிய சில மருந்துவகைகள் - வலி நிவாரணிகள்

   * இரத்த அழுத்தத்தைக் குறைக்கும் மருந்துகள்

* அதிக தீக்காயங்கள் ஏற்பட்டு உடம்பில் நீரிழப்பு

* இருதய செயலிழப்பு

* கல்லீரல் செயலிழப்பு

2. சிறுநீரகத்திலிருந்து சிறுநீர் வெளியேறுவதைத் தடுக்கும் கீழ்க்கண்ட பாதிப்புகளினால் ஏற்படலாம்;

* சிறுநீரகக் கற்கள்

* புராஸ்டேட் கட்டியின் வீக்கம்

* சிறுநீர்ப்பை, கர்ப்பப்பை வாய், பெருங்குடல் அல்லது புராஸ்டேட் புற்றுநோய் பாதிப்புகள்

* சிறுநீர்ப் பாதையில் உறைந்த இரத்தக்கட்டிகள்

* சிறுநீரகப்பையின் நரம்பு பாதிப்புகள்

3. சிறுநீரகங்கள் கீழ்க்காணும் ஏதோவொன்றினால் நேரடியாக பாதிக்கப்பட்டிருக்கலாம்:

* நேரடியாக சிறுநீரக திசுக்களைப் பாதிக்கக்கூடிய வலி நிவாரணிகள், (NSAIDs) புற்றுநோய் சிகிச்சைக்காக கொடுக்கப்படும் மருந்துகள் மற்றும் தொற்றுநோய் எதிர்ப்பு மருந்துகள்

* கிளாமருலோநெப்ரைடிஸ் (பாதிக்கப்பட்ட சிறுநீர்வடிகட்டிகள்) அல்லது தொற்றினால் ஏற்படும் பாதிப்பு, தன்னுடல் தாக்க நோய்களளான (Autoimmune Disease), லூபஸ், வாஸ்குலைட்டிஸ், ஸ்கிளீரோடெர்மா (Scleroderma) போன்றவற்றினால் மற்றும் எலும்புப் பூஞ்சையில் ஏற்படும் மல்டிபிள் மையலோமா நோய்.

* சிறுநீரக செயல்பாதைகளில் (Tubules) கொழுப்புப்படிகங்களால் (கொலஸ்டிரால் படிகங்கள்) மற்றும் ஹீமோகுளோபின் படிகங்களால் ஏற்படும் அடைப்புகள்.

* ஒவ்வாத இரத்தம் ஏற்றப்படுவதினால் ஏற்படும் இரத்தச்சிதைவு (Hemolysis), விபத்தினாலோ வலிப்பு நோயினாலே தசையில் ஏற்படுகின்ற சிதைவினால் வெளிப்படும் மையோகுளோபின் (Myoglobin), என்பதின் தாக்கம்.

* பாம்புக்கடி விஷத்தினாலும், சிலவகை வண்டுக்கடிகளினாலும் ஏற்படும் நேரடித்தாக்கம்.

4.3 கடுமையான திடீர் சிறுநீரக செயலிழப்பு ஏற்படுவதற்கான ஆபத்துக்காரணிகள் ஏதேனும் உள்ளனவா?

அநேக நேரங்களில் திடீர் தீவிரசெயலிழப்பு போன்றவை, வேறு ஏதாவது மருத்துவ நிலை அல்லது பாதிப்புடன் சேர்ந்து நிகழ்கின்றது. கீழ்க்கண்ட வியாதிகள் ஏதேனும் உங்களுக்கு இருந்தால், கடுமையான சிறுநீரக பாதிப்பு வருவதற்கு வாய்ப்பு அதிகரிக்கின்றது.

அநேக நாட்களாக உள்நோயாளியாக ஆஸ்பத்திரியில் அனுமதிக்கப்பட்டிருப்பது (குறிப்பாக தீவிர சிகிச்சைப்பிரிவுகளில்)

✳ உங்களுக்கு நீரிழிவுநோய் இருப்பது

✳ நீங்கள் வயதானவராக இருப்பது

✳ உங்களுக்கு இருதயத்தில் அடைப்புநோய் இருப்பது

✳ உங்களுக்கு உயர் இரத்தஅழுத்தம் அல்லது இதயசெயலிழப்பு இருப்பது

✳ நீண்ட நாள்பட்ட சிறுநீரக வியாதி அல்லது கல்லீரல் வியாதி இருப்பது

4.4 தீவிர சிறுநீரக செயலிழப்பின் அறிகுறிகள் *(AKD)* என்னென்ன?

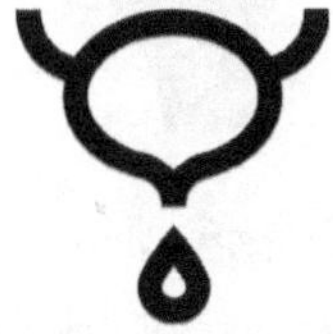

இயல்பைவிட குறைவாக சிறுநீர் கழித்தல்

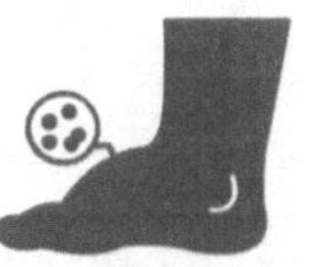

காலில்-குறிப்பாக கணுக்கால் பகுதியில் வீக்கம் ஏற்படுதல்

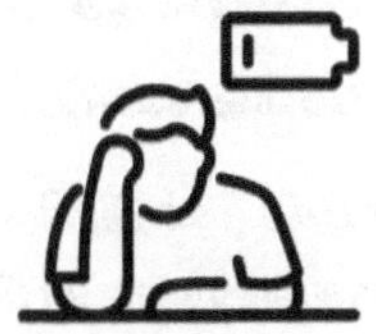

மிகவும் சோர்வு மற்றும் அதிக களைப்பு

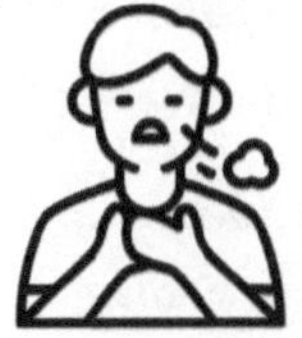

மூச்சுத்திணறல்

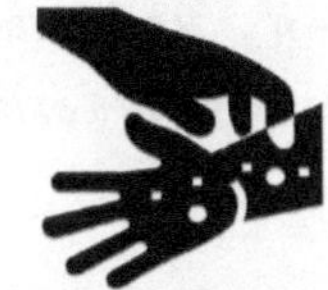

உடம்பிலே அரிப்பு ஏற்படுதல்

பசி குறைந்து போகுதல்

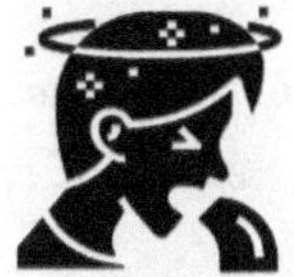

உமட்டல் அல்லது வாந்தி

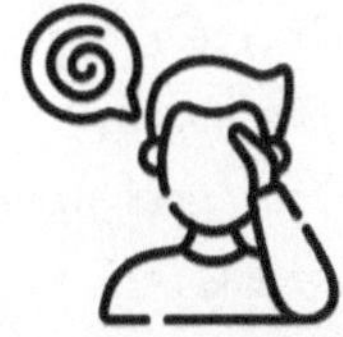

மனதிலே ஒரு குழப்ப நிலை

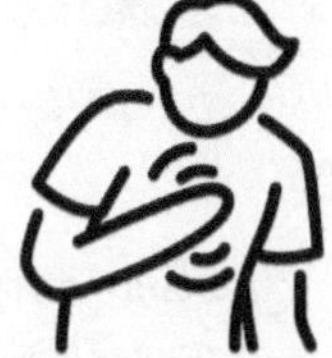

மார்பிலே ஒரு அழுத்தம் அல்லது வலி தோன்றுதல்

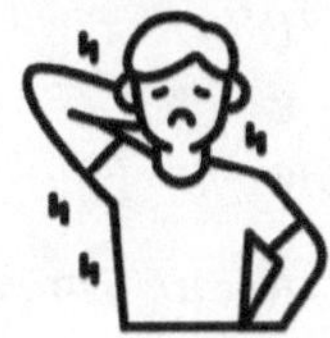

தசைப்பிடிப்புகள் ஏற்படுதல்

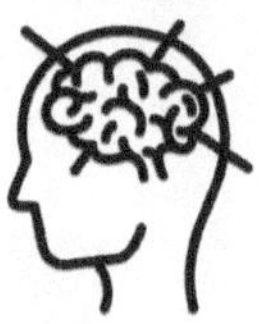

வலிப்பு அல்லது
சுயநினைவு இழந்துபோகுதல்

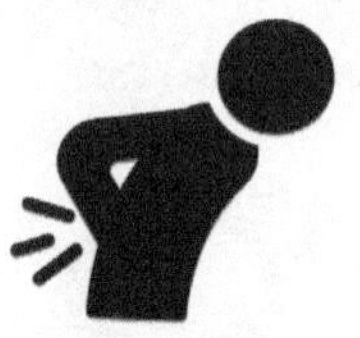

வயிற்றுப்பகுதியிலோ அல்லது
முதுகுப் பகுதியிலோ வலி
ஏற்படுதல்

4.5 தீவிர சிறுநீரக செயலிழப்பு உள்ளதா என்பதைக் கண்டறிய என்னென்ன பரிசோதனைகளை செய்யவேண்டும்?

❋ முதலில் உங்கள் மருத்துவர் உங்களிடம் நோய்க்கான அறிகுறிகளைப் பற்றியும், எவ்வளவு நாட்களாக அவை இருக்கின்றன என்பதையும் கவனமாகக் கேட்டு குறித்துக்கொள்ளுவார்.

❋ பின்பு உடல்பரிசோதனை செய்து, அதன்படி தேவையான இரத்தப் பரிசோதனைகள், சிறுநீர் பரிசோதனைகள் மற்றும் நிழற்பட சோதனைகள் (Radiology) ஆகியவற்றை செய்வதற்கு உத்தரவிடுவார்.

இரத்த பரிசோதனைகள்:

இரத்தத்திலுள்ள சில கழிவுப்பொருட்களை இவை அளவிடுகின்றன.

❋ கிரியாட்டினின் என்பது தசைகளின் இயக்கத்தின்போது உருவாகின்ற ஒரு கழிவுப்பொருள். சாதாரணமாக, இது சிறுநீரகங்களால் உங்கள் இரத்தத்திலிருந்து வெளியேற்றப்பட்டுவிடும். சிறுநீரகங்கள் வேலை செய்வதில் குறைபாடு ஏற்பட்டால், இந்த கிரியாட்டினின் அளவு இரத்தத்திலே அதிகமாகிவிடுகின்றது.

❋ யூரியா என்பது இரத்தத்திலுள்ள மற்றுமொரு கழிவுப் பொருளாகும். இதனையும் சிறுநீரகம் இரத்தத்திலிருந்து வெளியேற்றும் திறன் கொண்டது. ஆகவே, சிறுநீரகங்கள் செயல்பாடு குறையுமானால் இந்த யூரியா அளவும் இரத்தத்திலே ஏறிவிடுகின்றது.

❋ பொட்டாசியம் என்பது இரத்தத்திலுள்ள முக்கியமான மின்சத்து ஆகும். சிறுநீரக செயல்பாடு பாதிக்கப்பட்டால் இந்த பொட்டாசியம் அளவு அதிகமாகிவிடுகின்றது. சில அரிய சிறுநீரக வியாதிகளில் இது குறைந்துபோவதும் உண்டு.

✳ சோடியம் என்பது இன்னொரு முக்கியமான மின்சத்து ஆகும். இது நம் உடலிலுள்ள திரவமண்டலத்தை சீராக வைத்துக்கொள்ள உதவுகின்றது. இந்த சமநிலை மாறுபட்டால் உங்கள் சிறுநீரகங்கள் சரியாக இயங்கவில்லை என்று அர்த்தம்.

✳ **சிறுநீர் பரிசோதனைகள்:**

முக்கியமாக சிறுநீரிலே சர்க்கரை இருக்கின்றதா அல்லது புரதம் உள்ளதா என்பதை மருத்துவர் பரிசோதிப்பார். சில மின்சத்துக்களையும் கூட சோதிப்பார். சிறுநீரை வடிகட்டி, அதிலே இரத்த அணுக்களோ, வெள்ளை அணுக்களோ அல்லது உறைந்த படிமங்களோ (casts) இருக்கின்றனவா என்றும் பரிசோதிப்பார். இந்த ஆரம்ப சோதனைகளின் முடிவுகள், உங்கள் சிறுநீரக இயக்கத்தைப்பாதிப்பது என்ன வகையான நோய் என்பதைக் கண்டறிய உதவுகின்றன.

✳ **சிறுநீரக திசுப்பரிசோதைனை (Kidney Biopsy):**

மேற்கண்ட இரத்தப்பரிசோதனைகள், சிறுநீர் பரிசோதனைகளின் முடிவின்படி, தேவைப்பட்டால் சிறுநீரக திசுப்பரிசோதனை செய்யவேண்டியதிருக்கும். இந்த பரிசோதனையில், மருத்துவர்; முதுகுப்பக்கமிருந்து ஒரு மெல்லிய ஊசியை சிறுநீரகத்தை நோக்கிச் செலுத்தி (நிழற்பட உதவியுடன்), சிறுநீரக மேற்பகுதியிலிருந்து ஒரு சிறிய பகுதியை எடுத்து, அதை நுண்ணோக்கியின் கீழே (Microscope) வைத்துப்பார்க்கமுடியும். இதன் மூலம் உங்கள் சிறுநீரகங்களில் என்ன பாதிப்பு இருக்கிறது அல்லது என்ன வியாதியிருக்கிறது என்று கண்டுபிடிக்கலாம். எல்லாருக்கும் இந்த பரிசோதனை செய்யப்படுவதில்லை . சிறுநீரக பாதிப்புக்கு காரணம் என்ன என்பது தெளிவாகத் தெரியாத போது மட்டுமே, இந்த பரிசோதனை தேவைப்படுகின்றது.

✳ **நிழற்பட பரிசோதனைகள் (Imaging Tests)**

அல்ட்ரோசோனோகிராபி அல்லது சி.டி.ஸ்கேன் போன்ற சோதனைகள், சிறுநீரகங்கள் பெரியதாயிருக்கின்றதா, சிறியதாயிருகின்றதா அல்லது சிறுநீர் வெளியேறுகின்ற பாதையில் ஏதேனும் அடைப்புகள் இருக்கின்றனவா என்பதைக் கண்டுப்பிடிக்க உதவுகின்றன. சிறுநீர்க்கற்கள் போன்றவைகளை மட்டுமல்லாமல் சிறுநீரகத்துக்குச் செல்லும், வெளிவரும் இரத்தக் குழாய்களில் ஏதேனும் பிரச்சனைகள் உள்ளனவா என்பதையும் கணிக்க உதவும்.

MRI போன்ற பரிசோதனைகள் மூலமாகவும் சிறுநீரக பாதிப்புகளின் தன்மையை அறிய முடியும்.

4.6 திடீர் சிறுநீரக பாதிப்புக்கான சிகிச்சை முறைகள் என்னென்ன?

சில நேரங்களில், தீவிர திடீர் சிறுநீரக பாதிப்புள்ளானவருக்குத் தீவிர சிகிச்சை தேவைப்பட்டால், மருத்துவமனையில் அனுமதிக்க நேரிடும். பெரிய பிரச்சனைகள் ஏதும் இல்லையென்றால், மருத்துவ சிகிச்சையின் மூலம் சிறுநீரகங்கள் குணமடைந்து இயல்பு நிலைக்குத் திரும்பிவிட வாய்ப்பு அதிகம்.

அநேக சந்தர்ப்பங்களில், தீவிர திடீர் சிறுநீரக செயலிழப்பு ஆரம்பத்திலேயே கண்டுப்பிடிக்கப்பட்டால், தேவைப்பட்ட சிகிச்சைகள் மூலம் குணமாக்கும் வாய்ப்பு அதிகரிக்கின்றது. இந்த சிகிச்சைமுறையில், உங்கள் உணவில் மாற்றம், தேவைப்பட்ட மருந்துகள், நரம்பு வழியாக சரியான திரவங்களைச் செலுத்துதல், சிறுநீரகத்தில் அடைப்புகள் இருந்தால் அவற்றை அகற்றுதல் ஆகியவை மட்டுமின்றி, தேவைப்பட்டால் டயாலிஸிஸ் சிகிச்சையும் செய்யப்படும்.

✱ **உணவுமுறை கட்டுப்பாடுகள்:**

✱ உங்கள் சிறுநீரகங்கள் குணமாகும் வரை, மருத்துவர் நீங்கள் சாப்பிடும் உணவிலுள்ள உப்பின் அளவு, பொட்டாசியம் அளவு, ஆகியவற்றைக் கட்டுப்படுத்துவார். ஏனென்றால் இந்த இரண்டுமே சிறுநீரகங்கள் மூலமாகவே நம் உடம்பிலிருந்து வெளியேற்றப்படுகின்றன. உணவின் மாற்றங்களினால் மட்டுமே தீவிர சிறுநீரக பாதிப்பைச் சரிசெய்ய இயலாது. ஆனாலும், இந்தக்கட்டுப்பாடுகள் சிறுநீரக பாதிப்பு உண்டாகக் காரணமான நிலைகளை சரிசெய்ய உதவுகின்றன. இருதய செயலிழப்பு சிகிச்சை அல்லது உடம்பிலே நீர்ச்சத்து குறைந்திருத்தல் அதைச் சரிசெய்ய திரவங்களை நரம்பு வழியாக உட்செலுத்துதல் போன்றவை இதில் அடங்கும். மேலும் தேவையற்ற சில மருந்துகளை நிறுத்தும்படியும் ஆலோசனைகள் வழங்கப்படும்.

மருத்துவர் உங்கள் உணவிலே பொட்டாசியம் சத்து குறைவாகச் சேர்க்கவேண்டும் என்று அறிவுரை கூறியிருந்தால், பொட்டாசியம் அதிகம் உள்ள வாழைப்பழம், ஆரஞ்சுப்பழம்,

கீரை வகைகள், நெல்லிக்காய், அதிகமாக தக்காளிப்பழும் போன்றவற்றை சாப்பிடக்கூடாது. பொட்டாசியம் சத்து குறைவாக உள்ள ஆப்பிள், கொய்யா போன்ற பழங்களைச் சேர்த்துக் கொள்ளலாம்.

✳ மருந்துகள்:

சிறுநீரகங்கள் செயலிழந்து போகும் போது பாஸ்பரஸ் மற்றும் பொட்டாசியம் சத்துக்கள் உடம்பில் அதிகமாகின்றது. அதைக் குறைப்பதற்காக, மருத்துவர் சில மருந்துகளைப் பரிந்துரைப்பார். இதன் மூலமாக சிறுநீரகம் செயலிழந்து போகும் நிலைகளில் ஏற்படும் தேவையற்ற விளைவுகளைத் தடுக்கமுடியும்.

✳ டயாலிஸிஸ் சிகிச்சை:

உங்களுடைய சிறுநீரக பாதிப்பு மிக அதிகமாயிருந்தால், உங்கள் சிறுநீரகங்கள் குணமடையும் வரை, டயாலிஸிஸ் என்ற சிகிச்சை முறை தேவைப்படலாம். பொதுவாக இப்பொழுதெல்லாம் ஹீமோடயாலிஸிஸ் (Hemodialysis) என்ற இரத்தச் சுத்திகரிப்புச் சிகிச்சையே அதிகமாகச் செய்யப்படுகின்றது. இந்த டயாலிஸிஸ், உங்கள் சிறுநீரகம் குணமாகும் வரை தேவைப்படலாம். டயாலிஸிஸ் சிறுநீரக செயலிழப்பைக் குணப்படுத்தாது. ஆனால் சிறுநீரகங்கள் சரியாக இயங்கி, பழைய நிலைக்குத் திரும்பும் வரை,சிறுநீரகத்தின் வேலையைச் செய்கின்றது. இதன் மூலம் சிறுநீரக பாதிப்பு, தானாக சரியாவதற்கு காலம் கிடைக்கின்றது. சில நேரங்களில் சிறுநீரக செயலிழப்பு சரியாகாவிட்டால் நீண்டநாட்களுக்கு டயாலிஸிஸ் சிகிச்சை தேவைப்படுவதுமுண்டு.

4.7 தீவிர சிறுநீரக செயலிழப்பைத் தடுப்பது எப்படி?

கீழ்க்கண்ட ஆரோக்கியமான பழக்கங்களை கடைப்பிடிப்பதன் மூலம் தீவிர சிறுநீரக செயலிழப்பு ஏற்படும் அபாயத்தைக் குறைக்கலாம்.

✳ மருத்துவரின் ஆலோசனையின்றி நேரடியாக மருந்துக்கடைகளில் மருந்து வாங்குவதை (OTC-Over the Counter) ஓவர் தி கவுண்டர் என்று அழைப்பார்கள். அந்த முறையிலே நீங்கள் வலி நிவாரணிகளை வாங்கி பயன்படுத்துவதைத் தவிர்க்கவேண்டும். குறிப்பாக ஆஸ்பிரின், இபுபுரு ஃபன், நாப்ராக்ஸன், மற்றும் அசட்டமினோபென் போன்ற வலிநிவாரணிகளை அதிகமாக அல்லது நீண்டநாள் எடுத்துக்கொள்வதாலும் சிறுநீரக

செயலிழப்பு ஏற்பட வாய்ப்புள்ளது. வலி நிவாரண மருந்துகளை சாப்பிடுவதற்கு முன்பு அதில் குறிப்பிட்டுள்ள பரிந்துரைக்கப்பட்ட அளவு பற்றி தெரிந்துகொள்வது நல்லது. உங்கள் மருத்துவரிடமும் இதைக்குறித்து ஆலோசனை பெற்றுக்கொள்வது சிறந்தது. ஏற்கனவே சிறுநீரக பாதிப்பு உங்களுக்கு சிறிய அளவில் இருந்தாலும், கவனமாக இருக்கவேண்டும். சிறுநீரக பாதிப்பை ஏற்படக்கூடிய பிற நிலைகள் (Comorbid conditions) உங்களுக்கு ஏற்கனவே இருந்தாலும் செயலிழப்பு ஏற்படுவதற்கு வாய்ப்புகள் அதிகம். ஆகவே நீங்கள் அதிக கவனத்தோடு இருப்பது மிகவும் அவசியம்.

இந்த சூழ்நிலையில் உங்கள் மருத்துவர் ஆலோசனையை அசட்டை பண்ணாதீர்கள். அவர் அறிவுரையை கவனமாக, சரியாய் பின்பற்றுங்கள்.

✳ ஆரோக்கியமான வாழ்க்கை முறையைக் கடைபிடிப்பது மிகவும் நல்லது. சீரான உடற்பயிற்சி, சரியான உணவுமுறைகள் மற்றும் சரியான உடல் எடை பராமரிப்பு, சிறுநீரகங்களைப் பாதுகாக்க உதவும் என்பதை மறந்துபோக வேண்டாம்.

4.8 இந்த வியாதியில் ஏற்படும் சிக்கல்களை எவ்வாறு தடுக்க இயலும்?

✳ நீங்கள் அதிக எடையுள்ளவர்களானால், இப்பொழுதே அதைக் குறைக்க முயற்சி செய்யுங்கள்.

✳ சுறுசுறுப்பாக இருக்கக் கற்றுக்கொள்ளுங்கள். உடல் செயல்பாடு நன்றாக இருந்தால், அது இரத்தத்தில் சர்க்கரை அளவைக் கட்டுப்படுத்த உதவுகின்றது.

✳ புகைப்பிடிப்பவராக இருந்தால், அதை நிறுத்துங்கள்

✳ மருத்துவப் பரிசோதனை வருடம் ஒருமுறை செய்துகொள்பவரானால் கண்டிப்பாக அந்த சமயத்தில், சிறுநீரக நிலையையும் பரிசோதித்துக் கொள்ளுங்கள்.

✳ உங்களுக்குப் பரிந்துரைக்கப்படுகின்ற மருந்து, மாத்திரைகளை ஒழுங்காக எடுத்துக்கொள்ளுங்கள்.

- ✲ உங்கள் இரத்த அழுத்தத்தின் அளவை *140/90* க்கு கீழே வைத்துக்கொள்வது நல்லது. உங்களுக்கான சரியான இரத்த அழுத்தத்தின் அளவு எவ்வளவு இருக்கவேண்டும் என்பதை, மருத்துவரிடம் கேட்டுத் தெரிந்துக் கொள்ளுங்கள்.

- ✲ உங்களுக்கு ஒருவேளை நீரிழிவு நோய் இருந்தால், இரத்தத்தில் உள்ள சர்க்கரை அளவை சரியான இலக்கிலே வைத்துக்கொள்ள முயற்சி செய்யுங்கள்.

- ✲ இரத்தத்திலுள்ள கொழுப்புச்சத்து அளவை (கொலஸ்டிரால்) சரியான இலக்கிலே வைத்துக்கொள்ளுங்கள்.

- ✲ உணவு வகைகளிலே உப்பு குறைவாக சேர்த்துக் கொள்ளப்பழகுங்கள்.

- ✲ அதிகமாக பழங்கள் மற்றும் காய்கறிகளை சேர்த்துக்கொள்ளுங்கள்.

4.9 தீவிர சிறுநீரக செயலிழப்பை குணமாக்க முடியுமா?

பொதுவாக இந்தத் தீவிர திடீர் சிறுநீரக செயலிழப்பினால் பாதிக்கப்பட்டவர்கள், முழுமையாக சிகிச்சைக்குப்பின் குணமடைகிறார்கள். ஒரு சிலருக்கு இதன் விளைவாக, நாள்பட்ட சிறுநீரக நோய் அல்லது நீண்ட கால சிறுநீரக செயலிழப்பு ஏற்படுவதும் உண்டு. இதைப் போன்ற அதிக சிறுநீரக பாதிப்பு தொடர்ந்து இருந்தால், அவர்களுக்கு ஆபத்தான கழிவுப் பொருட்கள், அதிக உப்புச்சத்து மற்றும் தண்ணீர்ச்சத்து போன்றவை அதிகமாகின்றது. இவர்களுக்கு தொடர் டயாலிசிஸ் சிகிச்சை தேவைப்படுகின்றது.

5. நாள்பட்ட சிறுநீரக நோய்க்கான (CKD) காரணங்கள், அதன் அறிகுறிகள் மற்றும் தடுப்புமுறைகள்

5.1. நாள்பட்ட சிறுநீரக வியாதி என்றால் என்ன?

இந்த நாள்பட்ட சிறுநீரக வியாதியை, (CKD) நீண்டகால சிறுநீரக செயலிழப்பு என்றும் அழைப்பதுண்டு. வேலைசெய்யும் திறனை சிறுநீரகங்கள் படிப்படியாக இழக்கும்போது, இந்த நாள்பட்ட சிறுநீரக செயலிழப்பு ஏற்படுகின்றது. சாதாரணமாக, உடம்பிலுள்ள கழிவுப்பொருட்கள் மற்றும் அதிகப்படியான திரவச்சத்து ஆகியவற்றை, உங்கள் சிறுநீரகங்கள் சிறுநீர்வழியாக வெளியேற்றுகின்றன. கொஞ்சம் கொஞ்சமாக உங்கள் சிறுநீரகங்கள் செயல்படும் திறனை இழந்து போகின்ற நிலையில், உங்கள் உடலில் ஆபத்தான அளவுக்கு திரவச்சத்து சேர்ந்துவிடுதல், கழிவுப்பொருட்கள் மற்றும் மின்சத்துக்கள் ஆகியவை அதிகமாகுதல் ஆகியவை ஏற்படுகின்றன.

5.2. நாள்பட்ட சிறுநீரக வியாதி; என்ன காரணங்களால் ஏற்படுகின்றது?

நீரிழிவு மற்றும் உயர் இரத்த அழுத்தம் ஆகிய இரண்டும் நாள்பட்ட சிறுநீரக நோய் ஏற்படுவதற்கு முக்கியமான காரணங்களாகும். முதலில் உங்கள் மருத்துவ ஆலோசகர் உங்கள் உடல்நலத்தின் முந்தைய கால சரித்திரத்தைக் கேட்டு அறிந்து கொள்வார். பின்பு என்ன காரணத்தினால் உங்களுக்கு இந்த நாள்பட்ட செயலிழப்பு ஏற்பட்டிருக்கலாம் என்பதைக் கண்டறிவதற்காக சில பரிசோதனைகளைச் செய்யும்படி ஆலோசனை வழங்குவார். குடும்பத்தினரின் ஆரோக்கியம் பற்றியும் கேட்டு, பதிவு செய்து கொள்வார்

கீழ்க்கண்ட, எந்த வியாதியினால் உங்களுக்கு சிறுநீரக பாதிப்பு ஏற்பட்டிருக்கிறதோ, அதைப் பொறுத்து உங்கள் சிகிச்சை முறைகள் அமையும்.

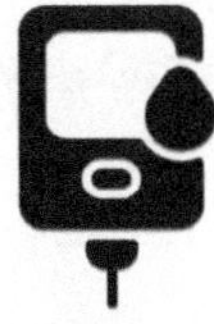

நீரிழிவு நோய்

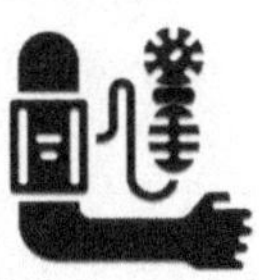

உயர் இரத்த அழுத்தம்

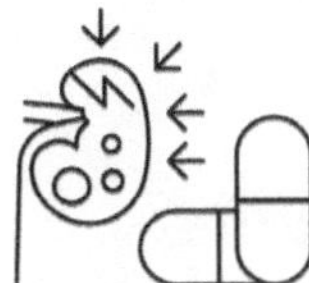

சிறுநீரகத்தைப் பாதிக்கும் மருந்துகள்

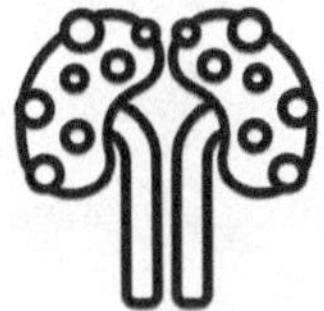

பாலிசிஸ்டிக் சிறுநீரக வியாதி

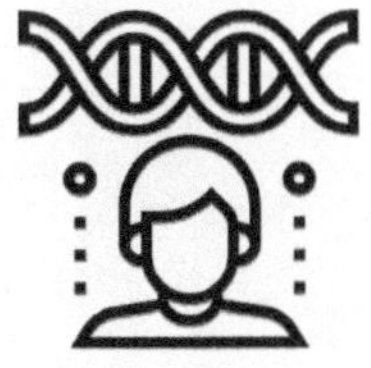

மரபணு கோளாறினால் ஏற்படும் வியாதி

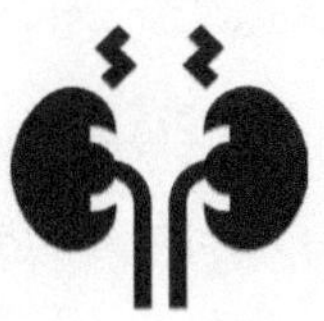

லூப்பஸ் போன்ற சிறுநீரக பாதிப்பு ஏற்படுத்தும் வியாதிகள்

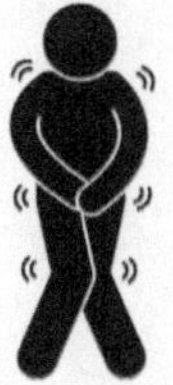

சிறுநீரக பாதை தொற்று, நீண்ட கால அடைப்புகள்

5.3 நாள்பட்ட சிறுநீரக பாதிப்பின் அறிகுறிகள் என்னென்ன? எதையெல்லாம் நான் கவனிக்கவேண்டும்?

நாள்பட்ட சிறுநீரகநோயின் ஆரம்ப நிலைகளில், பொதுவாக சிலருக்கு பெரியதாக அறிகுறிகள் ஏதும் இருக்காது. இந்த நாள்பட்ட சிறுநீரக பாதிப்பு அதிகமாகும் போது, கீழ்க்கண்ட அறிகுறிகள் ஏற்படுகின்றது.

* அடிக்கடி சிறுநீர் கழிக்க வேண்டிய அவசியம்

* உங்கள் சிறுநீரில் இரத்தம் மற்றும் நுரை வருவது

* கண்களைச் சுற்றி வீக்கம் ஏற்படுவது

* உங்கள் கைகள், கால்கள் மற்றும் கணுக்கால் வீக்கம்

* பசி குறைந்து போதல்

* குமட்டல் அல்லது வாந்தி

* தூங்குவதில் சிரமம்

* கவனம் செலுத்துவதில் குறைபாடு

* சோர்வு, பலவீனம், சக்தியின்மை

* மூச்சுத் திணறல்

* தசைப்பிடிப்பு

* உயர் இரத்த அழுத்தம்

* தொடு உணர்ச்சி குறைந்துபோதல்

* வறண்ட மற்றும் தோலில் அரிப்பு

* தோலின் நிறம் கருமையாகுதல்

5.4 நாள்பட்ட சிறுநீரக பாதிப்பின் போது ஏற்படும் சிக்கல்கள் என்ன?

* உயர் இரத்த அழுத்தம்

* நீரிழிவு நோய்

* இருதய நோய்

* அதிக உடல் எடை

* இரத்த சோகை

* உடலிலே திரவம் அதிகமாக தங்குதல்

✳ கனிம ஏற்றத்தாழ்வுகள்

✳ அமிலத்தன்மை மாற்றங்கள்

✳ சிறுமூட்டுவலி

5.5 நாள்பட்ட சிறுநீரக பாதிப்பு உள்ள நோயாளி, எப்போது மருத்துவரை அணுகவேண்டும்?

நாள்பட்ட சிறுநீரக பாதிப்பு உள்ள நோயாளிகள், பின்வருவனவற்றில் ஏதேனும் ஒன்று இருந்தால், தங்கள் மருத்துவரை உடனே தொடர்பு்கொள்வது அவசியம்.

✳ மூச்சுத் திணறல் அல்லது சுவாசிப்பதில் சிரமம்

✳ நெஞ்சுவலி

✳ கணுக்கால் அல்லது கால்களில் வீக்கம்

✳ ஒரிரு நாட்களில், மூன்று கிலோவிற்குமேல் உடல் எடை அதிகரித்தல்

✳ சிறுநீரின் அளவு குறைந்துபோதல் அல்லது நின்றுபோதல்

✳ சிறுநீரில் இரத்தம் வருதல்

✳ குமட்டல் அல்லது வாந்தி

✳ பேசுவதில் சிரமம் அல்லது குழப்பம்

✳ கிறுகிறுப்பு அல்லது மயக்கம்

✳ வலிப்பு வருதல்

✳ வயிற்றிலே வலி ஏற்படுதல்

5.6 நாள்பட்ட சிறுநீரக பாதிப்பிற்கு மருத்துவ சிகிச்சை ஏன் அவசியமாகின்றது?

நாள்பட்ட சிறுநீரக பாதிப்பிற்கு நிரந்தரமான தீர்வு கிடையாது. அதிகமான பாதிப்புள்ளவர்களுக்கு, டயாலிசிஸ் அல்லது சிறுநீரக மாற்று அறுவை சிகிச்சை தேவைப்படுகிறது. சரியான மருத்துவ சிகிச்சை, இந்த டயாலிசிஸ் மற்றும் மாற்று அறுவை சிகிச்சை முறைகளை தள்ளிப் போடுவதற்கு உதவி செய்கின்றது. ஆகவே மருத்துவ சிகிச்சை முறைகளை சீக்கிரமாகவே மேற்கொள்வது நல்லது.

5.7 நாள்பட்ட சிறுநீரக வியாதியின் வெவ்வேறு நிலைகளில் என்ன சிகிச்சை முறைகள் உள்ளன?

* நாள்பட்ட சிறுநீரக நோய் சிகிச்சையானது, பொதுவாக வாழ்க்கை முறை மாற்றங்கள் மற்றும் மருத்துவ சிகிச்சை ஆகியவற்றை உள்ளடக்கியது. இதன் ஆரம்ப கட்டங்களில், நோய் மோசமாகாமல் தடுப்பதே இலக்காகும். இதில் வாழ்க்கை முறை மாற்றங்கள், இரத்த அழுத்தம் மற்றும் இரத்த சர்க்கரையைக் கட்டுப்படுத்தும் மருந்துகள் ஆகியவை அடங்கும்.

* நோய் அதிகமாகும் போது செய்கின்ற சிகிச்சைமுறையில், இரத்த அழுத்தத்தைக் கட்டுப்படுத்துதல், இரத்தத்தில் சர்க்கரை அளவை சரி செய்தல் மட்டுமன்றி சிறுநீரக செயல்திறனை பாதுகாக்கக்கூடிய மருந்துகள் ஆகியவையும் அடங்கும். இதற்கும் மேலே தேவைப்பட்டால், டயாலிசிஸ் அல்லது சிறுநீரக மாற்று அறுவை சிகிச்சையும் செய்ய வேண்டியதாயிருக்கும். இறுதி நிலை சிறுநீரக நோயில், பொதுவாக தொடர்ந்து டயாலிசிஸ் அல்லது சிறுநீரக மாற்று அறுவை சிகிச்சை கண்டிப்பாக அவசியமாகின்றது.

* நாள்பட்ட சிறுநீரகநோய் பாதிக்கப்பட்டவர்கள், மருத்துவ ஆலோசனை மற்றும் சிகிச்சை அளிக்கும் குழுவுடன் இணைந்து எந்த வகையான சிகிச்சைமுறை தங்களுக்கு உகந்தது என்று தீர்மானிப்பது மிகவும் முக்கியம்.

5.8 நாள்பட்ட சிறுநீரக பாதிப்பில் இரத்த அழுத்தக் கட்டுப்பாட்டின் இலக்கு என்ன?

நாள்பட்ட சிறுநீரக பாதிப்புள்ளவர்களுக்கு 130/80 என்பது சரியான அனுபவ ஆதாரங்களின் மூலம் சொல்லப்படும் இலக்கு ஆகும். தற்போதைய சான்றுகள் இரத்த அழுத்தத்தை 130/80 அல்லது அதற்குக் கீழே வைத்திருப்பது எதிர்கால இறப்பு அபாயத்தைக் குறைக்கக்கூடும் என்று கூறுகின்றன.

5.9 நான் என் உணவு முறைகளை மாற்றவேண்டுமா? உணவியல் நிபுணரை பார்க்கவேண்டுமா?

உங்களுக்கு நாள்பட்ட சிறுநீரக நோய் (CKD) இருந்தால், அதன் சிகிச்சை முறைக்கும், பிரச்சனைகள் வராமல் தடுப்பதற்கும் ஆரோக்கியமான சரியான உணவுமுறையைப் பின்பற்றுவது அவசியமாகின்றது.

தகுதியான உணவியல் நிபுணர், உங்களோடு இணைந்து, உங்கள் வியாதியின் நிலைக்கேற்றவாறு உணவு கட்டுப்பாடுகளை உங்களுக்குப் பரிந்துரைப்பார். அது உங்கள் ஊட்டச்சத்துத் தேவையைக் கருத்தில் கொண்டு, எதையெல்லாம் கட்டுப்படுத்தவேண்டும் என்பதையும், உங்கள் சிறுநீரக பாதிப்பின் அளவுக்கேற்ற உணவுப் பரிந்துரைகளையும் செய்வார். ஆகவே பதிவு பெற்ற தகுதி வாய்ந்த உணவியல் நிபுணர், உங்கள் சிறுநீரக பாதிப்பிற்கேற்றவாறு பரிந்துரைக்கும் உணவுக் கட்டுப்பாடுகளைப் பின்பற்றுவது மிகவும் அவசியமானது.

5.10 நாள்பட்ட சிறுநீரக நோயைப் (CKD) பாதிக்கக்கூடிய வேறு ஏதேனும் சுகாதாரக் குறைகள் உள்ளனவா?

அநேக சுகாதார நிலைகள் இந்த சிறுநீரக பாதிப்பில் தாக்கத்தை ஏற்படுத்தக் கூடும். இவற்றில் சில குறைபாடுகள், நாள்பட்ட சிறுநீரக பாதிப்பை உண்டாக்கலாம். சில குறைபாடுகள் இந்த நாள்பட்ட சிறுநீரக பாதிப்பினால் கூட உண்டாக்கலாம். அதிக இரத்த அழுத்தம், கட்டுப்பாடில்லாத சர்க்கரை வியாதி, இருதய வியாதிகள், கல்லீரல் வியாதிகள் போன்றவை சிறுநீரகப் பாதிப்பு நிலைகளை அதிகமாக்கக்கூடும்.

6. நாள்பட்ட சிறுநீரக நோய் சிகிச்சைமுறை

6.1 நாள்பட்ட சிறுநீரக நோய் நிலை 1 முதல் 5 வரை உள்ளவர்களுக்கு என்னென்ன சிகிச்சை முறைகள் உள்ளன?

நாள்பட்ட சிறுநீரக நோயை முழுவதும் குணப்படுத்துவதற்கு எந்த சிகிச்சையும் இல்லை என்றே சொல்லலாம். ஆனால், சிகிச்சையானது உங்கள் அறிகுறிகளை நீக்கி, உங்கள் நோயை மோசமடையாமல் தடுக்கலாம். நாள்பட்ட சிறுநீரக நோய் சிகிச்சையானது, பொதுவாக சிறுநீரக பாதிப்பைக் குறைக்கவும், எந்த அடிப்படை வியாதியினால் இந்த பாதிப்பு ஏற்பட்டதோ, அவற்றிற்கான சிகிச்சை முறைகளையும் உள்ளடக்கியது.

கீழ்க்கண்ட சிகிச்சைகள் இதில் அடங்கும்:

✳ இரத்த அழுத்தம் குறைக்கும் மருந்துகள்

✳ கொலஸ்ட்ரால் குறைக்கும் மருந்துகள்

✳ நீரிழிவு வியாதிக்கான மருந்துகள்

✳ டயாலிஸிஸ் சிகிச்சை (வடிகட்டுதல் வேலைகளைச் செய்யும் ஒரு சிகிச்சை முறை)

✳ சிறுநீரக மாற்று அறுவை சிகிச்சை(தானம் செய்யப்பட்ட சிறுநீரகத்தைப் பொறுத்துவதற்கான அறுவை சிகிச்சை)

6.2 ஒரு நாள்பட்ட சிறுநீரக நோயாளி (CKD), டயாலிஸிஸ் இல்லாமல் எவ்வளவு காலம் வாழ முடியுமா?

முடியும். சிறுநீரக செயலிழப்பு உள்ளவர்கள், டயாலிஸிஸ் செய்யாமல் அநேக நாட்கள் முதல் வாரங்கள் வரை வாழமுடியும். அது அவர்களின்

சிறுநீரக செயல்பாட்டின் அளவு, அவர்களின் அறிகுறிகள் எவ்வளவு கடுமையானது மற்றும் அவர்களின் ஒட்டுமொத்த மருத்துவ நிலை ஆகியவற்றைப் பொறுத்தது.

6.3 டயாலிஸிஸ் இல்லாமல் சிறுநீரக செயலிழப்புக்கு சிகிச்சை அளிக்க முடியுமா?

டயாலிஸிஸ் என்பது சிறுநீரக செயலிழப்பு உள்ளவர்களின் உயிரைக் காப்பாற்றும் அங்கீகரிக்கப்பட்ட சிகிச்சையாகும். இருப்பினும், டயாலிஸிஸ் இல்லாமல் நீங்கள் நன்றாக இருக்கமுடியும் என்று நீங்கள் நினைத்தால், உங்களுக்கு அதற்கேற்றவாறு மருத்துவ ஆலோசனைகளின் மூலம் சிகிச்சை அளிக்கப்படும்.

இதற்காக நீங்கள் செய்யவேண்டியது என்னவென்றால்

✷ உங்கள் குடும்பத்தினரிடம் கலந்து ஆலோசனை செய்யுங்கள்

✷ உங்கள் மருத்துவரிடம் சிகிச்சை முறைகளைப் பற்றி பேசுங்கள்

✷ தேவைப்படும் போது, மருத்துவ சிகிச்சை மற்றும் உளவியல் ஆலோசனை பெறுங்கள்

✷ நோயின் அறிகுறிகளைக் குறைக்கும் ஆதரவு சிகிச்சை பெறுங்கள்.

ஹெப்படைடிஸ் - பி – தடுப்பூசிகள்

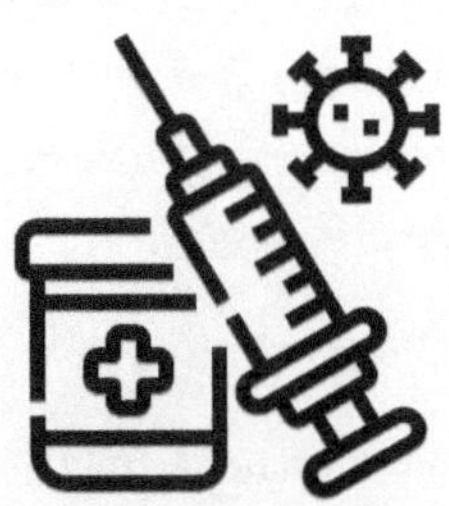

✷ **சிறுநீரக பாதிப்பு ஏற்பட்டவர்களுக்கு டயாலிஸிஸ் சிகிச்சை பெறுவதற்கு முன்பாக ஹெப்படைடிஸ் - பி - தடுப்பூசிகள் தேவையா?**

ஆம். நாள்பட்ட சிறுநீரக பாதிப்புள்ளவர்களுக்கு ஹெப்படைட்டிஸ்-பி வைரஸ் எதிர்ப்பு தடுப்பூசி கண்டிப்பாக தேவை. டயாலிஸிஸ் சிகிச்சை ஆரம்பிக்கப்படுவதற்கு முன்பே இந்தத் தடுப்பூசிபோட்டுக்கொண்டால், மிகவும் நல்லது. இவர்களுக்கு அந்த வைரஸிற்கு எதிர் சக்தி அதிகம் உருவாகின்றது.

✵ **ஏன் இந்த தடுப்பூசி போடவேண்டும்?**

டயாலிஸிஸ் சிகிச்சையில் இருப்பவர்களுக்கு இந்த ஹெப்படைட்டிஸ்-பி வைரஸ் தொற்று வருகின்ற வாய்ப்பு அதிகம். இவர்களுக்கு அடிக்கடி இரத்தப்பரிசோதனை செய்தல், இரத்தம் ஏற்றுதல் மற்றும் டயாலிஸிஸ் சிகிச்சையின் போது இரத்தம் வெளியேற்றப்பட்டு சுத்திகரிப்படுதல் ஆகியவையின் காரணமாக இவர்களுக்கு ஹெப்படைட்டிஸ்-பி வைரஸ் தொற்று ஏற்படும் ஆபத்து அதிகம். இந்த ஹெப்படைட்டிஸ்-பி வைரஸ் தொற்று ஏற்படாமல் தடுக்கவே, இது மிக அவசியமாகின்றது.

✵ **இந்தத் தடுப்பூசி எப்பொழுது என்னென்ன இடைவெளியில் போட்டுக் கொள்ளவேண்டும்?**

இந்தத் தடுப்பூசியை சீக்கிரமாகப் போடுவது நல்ல பலன் தரும். முதல் ஊசி போட்டபின்பு ஒரு மாதம் கழித்து, இரண்டு மாதம் கழித்து மற்றும் ஆறு மாதங்கள் கழித்து என்ற இடைவெளியில் போட வேண்டும். தேவைப்பட்டால், டயாலிஸிஸ் போன்ற சிகிச்சையிலிருப்பவர்களுக்கு பூஸ்டர் டோஸ் சீரான இடைவெளியில் போடப்படுகின்றது. கையின் மேற்பக்கத்தில் இந்த தடுப்பூசி சதை ஊசியாக போடப்படும்.

தமனி– சிறை இணைப்பு (AV FISTULA)

✵ **தமனி-சிறை இணைப்பு (AV Fistula) என்பது என்ன?**

இது உங்கள் கையில் மணிக்கட்டுக்கு அருகிலோ, முழங்கைக்கு அருகிலோ உள்ள தமனியோடு சிறை இணைப்பு செய்வதாகும். இது நாளடைவில் சற்று தடிமனாகிய பின்பு, இதன் மூலம் டயாலிஸிஸ் சிகிச்சை செய்ய வழி செய்கின்றது.

✵ **இது எப்படி செய்யப்படுகிறது?**

பொதுவாக வலது கைப்பழக்கமுள்ளவர்களுக்கு, இடது கையில் மணிக்கட்டுக்கு அருகில் அல்லது முழங்கைக்கு அருகிலுள்ள தமனி-சிறை இடையே அறுவை சிகிச்சை மூலம் ஓர் இணைப்பு உருவாக்கப்படுகிறது.

இந்த அறுவை முறை செய்யப்படுகின்ற பகுதி உணர்ச்சியற்றுப் போகும்படி மயக்க ஊசி செலுத்தி, இந்த இணைப்பு செய்யப்படுகின்றது.

✳ இது எப்போது செய்யப்படவேண்டும்?

உங்களுக்கு சீக்கிரத்தில் டயாலிஸிஸ் சிகிச்சை தேவைப்படும் என்று மருத்துவர் நினைக்கின்ற நிலையில், இதனை செய்துகொள்ளுமாறு பரிந்துரைப்பார். ஏனென்றால் இதனைச் செய்தபின், டயாலிஸிஸ் சிகிச்சைக்காக உபயோகப்படுத்தும் நிலைக்கு வருவதற்கு 2 அல்லது 3 மாதங்கள் ஆகலாம். ஆகவே சீக்கிரமாக இதனைத் திட்டமிடுவது நல்லது.

✳ இதற்காக முன்னெச்சரிக்கை ஏதும் தேவையா?

ஆம். சிறுநீரக பாதிப்பு உள்ளவர்கள் கூடுமானவரையில் இடது கையில் இரத்தம் எடுப்பதோ, நரம்பில் ஊசி போடுவதோ கூடாது. அப்பொழுது தான் இடது கை இரத்தக் குழாய்கள் பழுதாகாமல் இருக்கும். செய்யப்படுகின்ற இணைப்பு பயனுள்ளதாக இருப்பது மட்டுமின்றி, நெடுநாள் தடையின்றி உபயோகப்படுத்தவும் முடியும்.

7. சிறுநீரக நோய் பற்றிய கட்டுக்கதைகள் - அதற்கான விளக்கங்கள்

❋ **கட்டுக்கதை:** *சிறுநீரக நோய் மிகவும் அரிதானது*

❋ **விளக்கம்:** *ஒவ்வொரு 100 இந்தியர்களில் 17 பேருக்கு ஏதேனும் சிறுநீரக நோய் உள்ளது. கடந்த 15 ஆண்டுகளில் மட்டும் இந்தியாவில் சிறுநீரக நோயால் இறப்பவர்களின் எண்ணிக்கை 2 மடங்கு அதிகரித்துள்ளது.*

❋ **கட்டுக்கதை:** *சிறுநீரக நோய் வருவதைப்பற்றி, நீங்கள் எதுவும் செய்ய முடியாது.*

❋ **விளக்கம்:** *சிறுநீரக நோயின் பெரும்பாலான நிகழ்வுகளைத் தடுக்க வழிமுறைகள் உள்ளன.*

நீரிழிவு மற்றும் உயர் இரத்த அழுத்தம் ஆகியவை சிறுநீரக செயலிழப்பு ஏற்படுவதற்கு ஏறத்தாழ நான்கில் மூன்று பங்கு காரணமாயிருக்கிறது. அந்த நிலைமைகளைக் கட்டுப்படுத்துவது, சிறுநீரக நோயினைத் தடுக்க உதவும்.

❋ **கட்டுக்கதை:** *உங்களுக்கு சிறுநீரக நோய் இருந்தால் அது உங்களுக்கு தெரியும்.*

❋ **விளக்கம்:** *சிறுநீரக நோய் சில நேரங்களில் கடைசி நிலை வரை எந்த அறிகுறிகளும் ஏற்படாமலும் இருக்கலாம்.*

நாள்பட்ட சிறுநீரக நோய் (CKD) உங்கள் சிறுநீரகங்களை காலப்போக்கில் மிக மெதுவாக சேதப்படுத்துகிறது. ஆரம்பகால சிறுநீரக நோயால் பாதிக்கப்பட்டவர்களில் 96% பேருக்கு இது தெரியாது. சாதாரணமாக செய்யக்கூடிய இரத்தம் மற்றும் சிறுநீர் பரிசோதனைகள் மூலம் இதைக் கண்டறியலாம்.

✳ **கட்டுக்கதை:** சிறுநீரக கற்கள், சிறுநீரக பாதிப்பை ஏற்படுத்தும்.

✳ **விளக்கம்:** சிறுநீரக கற்கள் சிறுநீரகத்தை அரிதாகவே சேதப்படுத்தும். 10 பேரில் ஒருவருக்கு சிறுநீரகக் கல் இருக்கவாய்ப்பு உள்ளது. பெரும்பான்மையானவர்களுக்கு இது சிறுநீரக பாதிப்பை உருவாக்குவதில்லை. ஏனென்றால், சிறுநீரகக் கற்கள் வலி கொடுப்பதினால், அதற்கான சிகிச்சை முறைகள் சீக்கிரமே செய்யப்பட்டுவிடுகின்றன. தினமும் நிறைய தண்ணீர் குடிப்பதன் மூலம் சிறுநீரக கற்களை ஓரளவு தடுக்க முடியும்.

✳ **கட்டுக்கதை:** சிறுநீரக நோய்க்கு என்ன காரணம் என்று யாருக்கும் தெரியாது.

✳ **விளக்கம்:** சிறுநீரக நோய்க்கான இரண்டு பொதுவான காரணங்கள் நீரிழிவு மற்றும் உயர் இரத்த அழுத்தம் ஆகியவையே, உங்கள் சிறுநீரகத்தில் உள்ள சிறிய இரத்த நாளங்களுக்கு சேதம் விளைவிப்பதன் மூலம், இவை சிறுநீரகத்திற்கு தீங்கு விளைவிக்கக்கூடும். இதைத் தவிர வேறு பல பாதிப்புகளினாலும் சிறுநீரகத்திற்குத் தீங்கு வரலாம்.

✳ **கட்டுக்கதை:** எனது உடல்நிலை நன்றாக உள்ளது. எனக்கு சிறுநீரக பிரச்சனைகள் எதுவும் இல்லை.

✳ **விளக்கம்:** நாள்பட்ட சிறுநீரக நோயில் ஒரு பிரச்சனை என்னவென்றால், ஆரம்பத்தில் வெளிப்படையான அறிகுறிகள் எதுவும் தெரிவதில்லை. எனவே வியாதியின் நிலையை புரிந்துகொள்வதற்கும், அதற்கு எவ்வாறு சிகிச்சை அளிப்பது என்பதை கணிப்பதற்கும், சரியான நேரத்தில் சோதனைகளை மேற்கொள்வது முக்கியம். உங்கள் சிறுநீரகத்தின் செயல்பாட்டின் நிலையை அறிந்து கொள்ளத் தேவையான பரிசோதனையை, மருத்துவர் பரிந்துரை செய்வார். அதில் கோளாறு ஏதும் இருந்தால், உங்களுக்கு அதைத் தெரியப்படுத்துவார்.

✳ **கட்டுக்கதை:** சிறுநீரகங்களை ஆரோக்கியமாக வைத்திருக்க, அதிகமாக தண்ணீர் குடிக்கவும். இது சிகிச்சை முறைகளில் ஒன்றாகும்.

✳ **விளக்கம்:** நீங்கள் போதுமான அளவு தண்ணீர் எடுத்துக் கொண்டால், சிறுநீர் பாதை தொற்று மற்றும் கல் உருவாகுவதற்கான வாய்ப்புகள் தடுக்கப்படும் என்பதில் சந்தேகமில்லை. ஆனால், அது உங்களுக்கு சிறுநீரக பாதிப்பு வராமல் முற்றிலும் தடுக்கக்கூடியது என்று நினைக்காதீர்கள். எல்லாவற்றையும் அறிந்துகொள்ள, மருத்துவ நிபுணரின் ஆலோசனையை நீங்கள் கண்டிப்பாக பெறவேண்டும்.

- **கட்டுக்கதை:** ஒரு சிறுநீரகம் செயலிழந்தால் அல்லது அகற்றப்பட்டால், சிறுநீரக செயலிழப்பு ஏற்படலாம்.

- **விளக்கம்:** தவறு. இரண்டு சிறுநீரகங்களும் செயலிழந்தால்தான், சிறுநீரக செயலிழப்பு ஏற்படுகிறது. பெரும்பாலான சந்தர்ப்பங்களில் ஒரு சிறுநீரகம் முழுவதுமாக செயலிழந்தாலோ, அல்லது ஒரு சிறுநீரகம் இல்லாமலிருந்தாலோ அல்லது அகற்றப்பட்டாலோ பாதிக்கப்பட்ட நபர்களுக்கு எந்த ஒரு பிரச்சனையும் ஏற்படுவதில்லை மேலும் இதுபோன்ற நிலைகளில், பரிசோதனை செய்தால் இரத்த யூரியா மற்றும் கிரியாடினின் அளவு சாதாரண வரம்பிற்குள் இருக்கும். இரண்டு சிறுநீரகங்களும் செயலிழந்தால் மட்டுமே, உடலில் கழிவுப் பொருட்கள் குவிந்து, இரத்த பரிசோதனையில் யூரியா மற்றும் கிரியாடினின் அளவு அதிகரிக்கும். இது சிறுநீரக செயலிழப்பைக் குறிக்கும்.

- **கட்டுக்கதை:** சிறுநீரக பாதிப்பு உள்ளவர்களுக்கு, கால்களில் வீக்கம் இருக்கும். கண்டிப்பாக இது சிறுநீரக செயலிழப்பைக் குறிக்கும்.

- **விளக்கம்:** இல்லை. சில சிறுநீரக நோய்களில் வீக்கம் வர வாய்ப்புள்ளது. ஆனால் சிறுநீரக செயல்பாடு ஆரோக்கியமாக இருக்கலாம். உதாரணமாக, நெப்ரோடிக் சிண்ட்ரோம் மற்றும் இருதய இயக்கத்தில் குறைவு, கல்லீரல் பாதிப்பு ஆகியவற்றினால் காலில் ஏற்படுகின்ற வீக்கம், உடம்பிலுள்ள திரவ இயக்கத்தின் கோளாறினால் ஏற்படுவதாகும். சிறுநீரக பாதிப்பின் ஒரு அறிகுறியாகவே இது இருக்கிறது.

- **கட்டுக்கதை:** சிறுநீரக செயலிழப்பு உள்ள அனைத்து நோயாளிகளுக்கும் வீக்கம் ஏற்படும்.

- **விளக்கம்:** இல்லை. சிறுநீரக செயலிழப்பு நோயாளிகளில் பெரும்பாலானவர்களுக்கு வீக்கம் இருக்கலாம். ஆனால் அனைவருக்கும் வீக்கம் இருப்பதில்லை. ஒரு சில நோயாளிகளுக்கு சிறுநீரக செயலிழப்பின் தீவிர நிலைகளில் கூட, கால்களில் வீக்கம் இருக்காது. எனவே வீக்கம் இல்லாமல் இருப்பதினால், அவர்களுக்கு சிறுநீரக செயலிழப்பு இல்லை என்று அர்த்தமில்லை.

- **கட்டுக்கதை:** சிறுநீரக நோயால் பாதிக்கப்பட்ட அனைத்து நோயாளிகளும் அதிக அளவு தண்ணீர் குடிக்கவேண்டும்.

- **விளக்கம்:** இல்லை. வெளியேறும் சிறுநீரின் அளவு குறைந்துபோவது பல சிறுநீரக நோய்களின் முக்கிய அறிகுறியாகும். எனவே அத்தகைய

நோயாளிகள், திரவ சமநிலையை பராமரிக்க, தண்ணீர் பருகுவதில் கட்டுப்பாட்டுடன் இருப்பது அவசியம். இருப்பினும், சிறுநீரக கல் நோயால் பாதிக்கப்பட்ட நோயாளிகள் மற்றும் சிறுநீரக செயல்பாடு குறையாத சிறுநீர் பாதை நோய்த்தொற்றுகள் உள்ளவர்களுக்கு, அதிக அளவில் தண்ணீர் குடிக்க அறிவுறுத்தப்படுகிறது.

✳ **கட்டுக்கதை:** எனது இரத்தத்தில் கிரியாடினின் அளவு இயல்பைவிட சற்று அதிகமாக உள்ளது. ஆனால் நான் நன்றாக இருக்கிறேன். அதனால் கவலைப்பட ஒன்றுமில்லை.

✳ **விளக்கம்:** இல்லை. இரத்தத்தில் கிரியாடினின் லேசான அதிகரிப்பு கூட சிறுநீரக செயலிழப்பின் அறிகுறியாக இருக்கலாம் ஆகவே அதை கவனிப்பது நல்லது. அறிகுறியின்றி பல்வேறு சிறுநீரக நோய்கள் சிறுநீரகத்தை சேதப்படுத்தக்கூடும். எனவே தாமதமின்றி சிறுநீரக மருத்துவரை அணுகுவதே நல்லது.

✳ **கட்டுக்கதை:** டயாலிஸிஸ் சிறுநீரக செயலிழப்பை குணப்படுத்துகிறது.

✳ **விளக்கம்:** இல்லை. டயாலிஸிஸ் சிறுநீரக செயலிழப்பைக் குணப்படுத்தாது. டயாலிஸிஸ் என்பது சிறுநீரக மாற்று சிகிச்சை முறை என்று அழைக்கப்படுகிறது. சிறுநீரக செயலிழப்புக்கு இது ஒரு பயனுள்ள மற்றும் உயிர் காக்கும் சிகிச்சையாகும். இது கழிவுப் பொருட்கள், மற்றும் உடலில் தேங்கிவிட்ட அதிகப்படியான திரவங்களைநீக்குகிறது. அதோடு எலக்ட்ரோலைட்டுகள்மற்றும்அமில அடிப்படைத் தொந்தரவுகளை சரிசெய்கிறது. அத்தகைய பொருட்கள் ஒருவருக்கு அதிகரித்தால், அது உயிருக்கு ஆபத்து ஏற்படுத்தலாம். சுருக்கமாகச் சொன்னால், டயாலிஸிஸ் என்பது சிறுநீரகம் இனி செய்ய இயலாத வேலையைச் செயல்பாட்டைச் செய்கிறது. இதனால் சிறுநீரக செயலிழப்பு நோயாளிகளுக்கு, டயாலிஸிஸ் உயிர் காக்கும் சிகிச்சை முறையாக உள்ளது.

✳ **கட்டுக்கதை:** சிறுநீரக மாற்று அறுவை சிகிச்சையில் ஆண்களும், பெண்களும் தங்கள் சிறுநீரகத்தை, எதிர் பாலினத்திற்கு தானம் செய்ய முடியாது.

✳ **விளக்கம்:** தவறு. ஆண்களும், பெண்களும் தங்கள் சிறுநீரகத்தை எதிர் பாலினத்திற்குத் தானம் செய்யலாம். ஏனெனில் சிறுநீரகங்களின் அமைப்பு மற்றும் செயல்பாடுகள், இரு பாலினருக்கும் ஒரே மாதிரியாகவே இருக்கின்றது.

❈ **கட்டுக்கதை:** நான் நன்றாக இருக்கிறேன். அதனால் எனக்கு சிறுநீரக பிரச்சனை இல்லை என்று நினைக்கிறேன்.

❈ **விளக்கம்:** தவறு. நாள்பட்ட சிறுநீரக பாதிப்புகளில், பெரும்பாலான நிகழ்வுகள் ஆரம்ப கட்டங்களில் எந்த அறிகுறிகளையும் காட்டுவதில்லை. ஆகவேதான் ஆபத்தான காரணங்களைக் கொண்ட நோயாளிகள், ஆண்டுதோறும் சிறுநீரக பரிசோதனை செய்து கொள்ள அறிவுறுத்தப்படுகின்றனர். கிட்டத்தட்ட கால்வாசி நோயாளிகள், டயாலிஸிஸ் தேவைப்படும் நிலையை அடையும் போதுதான் மருத்துவரை சந்திக்கின்றனர்.

❈ **கட்டுக்கதை:** நான் நிறைய சிறுநீர் கழிக்கிறேன். அதனால் என் சிறுநீரகம் நன்றாக இயங்குகின்றது.

❈ **விளக்கம்:** தவறு. சிறுநீரக நோயின் ஆரம்ப கட்டங்களில், சிறுநீரகங்களின் செயல் திறன் படிப்படியாக குறைகிறது. இதனால் ஒரு நபர் அதிக அளவில் சிறுநீர் கழிக்கும் படி ஆகலாம். இதற்காக இரவிலே அடிக்கடி எழுந்திருக்க வேண்டியிருக்கலாம். இதுவும் சிறுநீரக பாதிப்பின் அறிகுறியே.

பொதுவான விளக்கம்: கீழ்க்கண்ட பகுதியைப் படித்தால், இரத்தத்தில் அதிகமாகும் கிரியாடினின் (கொஞ்சமாக அதிகரித்தால் கூட) முக்கியத்துவத்தைப் புரிந்து கொள்ளலாம். ஏனெனில் இது நாள்பட்ட சிறுநீரக பாதிப்பின் வெவ்வேறு நிலைகளைக் குறிக்கக்கூடியது.

நாள்பட்ட சிறுநீரக நோயின் ஆரம்ப நிலை பொதுவாக அறிகுறியற்றது. மேலும் இரத்தத்தில் கிரியாடினின் அதிகரிப்பு சிறுநீரக நோயின் ஒரே அடையாளமாக இருக்கலாம். இரத்தத்தில் கிரியாடினின் அளவு *2.6 mg/dl* என்று உயர்ந்தாலே *50%* க்கும் அதிகமாக சிறுநீரக செயல்பாடு ஏற்கனவே குறைந்துவிட்டது என்பதைக் குறிக்கின்றது. நாள்பட்ட சிறுநீரக செயல்பாட்டை முன்கூட்டியே கண்டறிந்து, இந்தக் கட்டத்தில் பொருத்தமான சிகிச்சையைத் தொடங்குவது மிகவும் பலனளிக்கிறது. சிறுநீரக நோயின் இந்தக் கட்டத்தில், சிறுநீரக மருத்துவரின் மேற்பார்வையின் கீழ் மேற்கொள்ளப்படும் சிகிச்சையானது, மீதமுள்ள சிறுநீரக செயல்பாட்டை நீண்ட காலத்திற்குப் பாதுகாக்க உதவுகிறது.

நாள்பட்ட சிறுநீரக பாதிப்பில், கிரியாடினின் அளவு *5.0 mg/dl* என்ற அளவுக்கு அதிகமாகிவிட்ட நேரத்தில், *80%* சிறுநீரக செயல்பாடு ஏற்கனவே இழந்துவிட்டது என்று சொல்லலாம். இது சிறுநீரக

செயல்பாடு மிகவும் பலவீனமடைந்ததைக் குறிக்கிறது. இந்தக் கட்டத்தில் செய்யப்படும் சரியான சிகிச்சை, மீதமுள்ள சிறுநீரக செயல்பாட்டைப் பாதுகாக்க உதவும். ஆனால் இது நாள்பட்ட சிறுநீரக பாதிப்பின் இறுதி நிலை என்பதையும், சிறந்த மருத்துவ சிகிச்சையினால் பயன்பெறும் வாய்ப்பு ஏறத்தாழ இழக்கப்பட்டுவிட்டது என்பதையும் நினைவு வைத்துக் கொள்வது அவசியம்.

இரத்தத்தில் கிரியாடினின் அளவு இன்னமும் அதிகரித்து, *10 mg/dl* அல்லது அதற்கு அதிகமாக இருக்கும் போது 90% சிறுநீரக செயல்பாடு ஏற்கனவே இழந்துவிட்டது என்பதையும், இது சிறுநீரக செயலிழப்பின் இறுதி கட்டம் *(ESKD)* என்பதையும் குறிக்கிறது. நாள்பட்ட சிறுநீரக பாதிப்பின் இந்த கட்டத்தில், மருந்து சிகிச்சை மூலம் நோயாளிக்கு சிகிச்சையளிப்பதற்கான வாய்ப்பு கிட்டத்தட்ட இழந்துபோகின்றது. பெரும்பாலான நோயாளிகளுக்கு இந்த கட்டத்தில், டயாலிஸிஸ் அல்லது சிறுநீரக மாற்று அறுவை சிகிச்சை போன்ற சிறுநீரக மாற்று சிகிச்சைகள் தேவைப்படுகிறது.

✳ **கட்டுக்கதை:** சிறுநீரக செயலிழப்பு நோயாளிகளுக்கு ஒருமுறை செய்யப்படும் டயாலிஸிஸ் சிகிச்சை, பின்னர் நிரந்தர தேவையாக மாறும்.

✳ **விளக்கம்:** தவறு. டயாலிஸிஸ் தேவை நிரந்தரமானதா அல்லது தற்காலிகமானதா என்பதைத் தீர்மானிக்கும் பல காரணிகள் உள்ளன.

திடீர்கடுமையான சிறுநீரக செயலிழப்பு அல்லது கடுமையான சிறுநீரக காயம் *(AKI)* என்பது தற்காலிகமானது மட்டுமல்ல, இந்த சிறுநீரக செயலிழப்பிலிந்து மீண்டுவரவும் முடியும். இந்த நோயாளிகளுக்கு, சிறிது காலத்திற்கு மட்டுமே டயாலிஸிஸ் ஆதரவு தேவைப்படலாம். முறையான சிகிச்சை மற்றும் டயாலிஸிஸ் சிகிச்சை அமர்வுகள் மூலம், சிறுநீரகங்கள் பொதுவாக இதிலிருந்து முழுமையாக மீண்டுவர வாய்ப்புள்ளது. நிரந்தர டயாலிஸிஸ் பண்ணவேண்டுமோ என்ற பயம் காரணமாக டயாலிஸிஸ் வேண்டாம் என்றாலோ அல்லது தாமதப்படுத்தினாலோ, அது உயிருக்கு ஆபத்தை விளைவிக்கக்கூடும். மருத்துவ ஆலோசகரிடம் இதைக்குறித்து நீங்கள் பேசி தெளிவு பெறலாம்.

நாள்பட்ட சிறுநீரக பாதிப்பு என்பது ஒரு தொடர்ச்சியாக மோசமாகின்ற மற்றும் மீள முடியாத சிறுநீரக செயலிழப்பு ஆகும். இந்த சிறுநீரக நோயின் இறுதி நிலைக்கு (எண்ட் ஸ்டேஜ் சிறுநீரகநோய்) பொதுவாக

வாழ்நாள் முழுவதும் டயாலிஸிஸ் ஆதரவு அல்லது சிறுநீரக மாற்று அறுவை சிகிச்சை தேவைப்படுகிறது.

✣ **கட்டுக்கதை:** ஆண்களுக்கு சிறுநீரகங்கள் கால்களுக்கு இடையில் ஒரு பையில் அமைந்துள்ளன.

✣ **விளக்கம்:** தவறு. ஆண்களுக்கும் பெண்களுக்கும் சிறுநீரகங்கள் இடுப்பின் பின்புறத்தில், முதுகெலும்புகளுக்கு இருபக்கமுமாக ஒரே அளவில் அவரை விதை வடிவம் மற்றும் ஒரே மாதிரிச் செயல்பாடுகளுடன் அமைந்துள்ளன. ஆண்களில் இனப்பெருக்க விந்து உற்பத்தி செய்யும் விரைகள் தான், கால்களுக்கு இடையில் பை போன்ற அமைப்பில் அமைந்துள்ளன.

✣ **கட்டுக்கதை:** இப்போது எனது இரத்த அழுத்தம் சாதாரணமாக இருப்பதால், நான் இரத்த அழுத்த எதிர்ப்பு மாத்திரைகளை இனி எடுத்துக்கொள்ள வேண்டியதில்லை. இவற்றை எடுத்துக் கொள்ளாவிட்டால், நான் நன்றாக உணர்கிறேன். நான் ஏன் அவற்றை எடுக்க வேண்டும்?

✣ **விளக்கம்:** தவறு. உயர் இரத்த அழுத்தம் உள்ள பல நோயாளிகள், இரத்த அழுத்தம் கட்டுப்பாட்டிற்குள் வந்த பிறகு எந்த அறிகுறிகளும் இல்லாததாலும், இரத்த அழுத்தத்தைக் கட்டுப்படுத்தும் மருந்துகள் எடுத்துக்கொள்ளாவிட்டால் நன்றாக இருப்பதாக உணருவதாலும், மருந்துகளை நிறுத்திவிடுகிறார்கள் இது தவறு. உயர் இரத்த அழுத்தம் ஒரு சத்தமிடாத கொலையாளி என்று கூறுவார்கள். இது நீண்ட காலத்திற்கு இருக்கும்போது, மாரடைப்பு, சிறுநீரகச் செயலிழப்பு மற்றும் பக்கவாதம் போன்ற கடுமையான பிரச்சனைகளுக்கு வழிவகுக்கும். உடலின் முக்கிய உறுப்புகளைப் பாதுகாக்க, பரிந்துரைக்கப்பட்ட மருந்துகளைத் தொடர்ந்து எடுத்துக்கொள்வது அவசியம். அறிகுறிகள் இல்லாத நிலையில்கூட, இரத்த அழுத்தத்தைக் கட்டுப்படுத்துவது அவசியம் என்பதைப் புரிந்துக்கொள்வது நல்லது.

✣ **கட்டுக்கதை:** ஒருமுறை ஆரம்பிக்கப்பட்ட டயாலிஸிஸ் சிகிச்சை வாழ்நாள் முழுவதும் தேவைப்படுகிறது.

✣ **விளக்கம்:** தவறு. கடுமையான திடீர் சிறுநீரக செயலிழப்பிற்கு முறையான சிகிச்சை கிடைக்கும் பட்சத்தில், இது பொதுவாக மீளக்கூடியது. இந்நிலைக்கு, சிறுநீரக செயல்பாடு சரியாகும் வரை, குறுகிய காலத்திற்கு மட்டுமே டயாலிஸிஸ் தேவைப்படுகிறது. இறுதி நிலை நாள்பட்ட சிறுநீரக நோயால் பாதிக்கப்பட் நோயாளிகளுக்கு,

மாற்று அறுவை சிகிச்சை செய்யும் வரை தொடர்ந்து டயாலிஸிஸ் செய்யவேண்டும். இதனை புரிந்து செயல்படுவது நல்லது

✳ **கட்டுக்கதை:** சிறுநீரக மாற்று அறுவை சிகிச்சை என்பது சிறுநீரக செயலிழப்பைக் குணப்படுத்தும்.

✳ **விளக்கம்:** சிறுநீரக செயலிழப்பை முற்றிலுமாக குணப்படுத்த இயலாது.

உங்களுக்கு சிறுநீரக செயலிழப்பு இறுதி நிலை சிறுநீரக நோய் இருந்தால், உங்களுக்குத் தொடர்ச்சியாக டயாலிஸிஸ் அல்லது மாற்று அறுவை சிகிச்சை செய்யவேண்டும். சிறுநீரக செயலிழப்புக்கு சிறுநீரக மாற்று அறுவை சிகிச்சை பொதுவாக சிறந்த சிகிச்சையாக கருதப்படுகிறது. ஆனாலும் அது முழுவதுமாக சிறுநீரக பாதிப்பினை குணப்படுத்திவிடுகிறது என்று சொல்லமுடியாது.

✳ **கட்டுக்கதை:** நீரிழிவு அல்லது உயர் இரத்த அழுத்தம் உள்ளவர்களுக்கு மட்டுமே சிறுநீரக நோய் வரும்.

✳ **விளக்கம்:** மேற்கூறிய நிலைமைகள் சிறுநீரக நோயை உருவாக்கும் அபாயத்தை அதிகரிக்கும். அதே வேளையில், எவரும் சிறுநீரக நோயினால் பாதிக்கப்படலாம். சிறுநீரக நோய்க்கான பிற காரணிகளில் கிருமித் தொற்று, குடும்ப வரலாறு, நாள்பட்ட சிறுநீரக பாதை அடைப்புகள், அதிகமான வலி நிவாரண மாத்திரைகள் எடுத்துக் கொள்வது, முதுமை மற்றும் சில இனங்கள் மட்டுமல்ல சுற்றுப்புற சூழ்நிலையும் காரணமாகின்றது.

✳ **கட்டுக்கதை:** சிறுநீரக செயலிழப்பு இருந்தால்தான் உங்களுக்கு சிறுநீரக பாதிப்புள்ளது என்று அர்த்தம்.

✳ **விளக்கம்:** தவறு. சிறுநீரக பாதிப்பு என்பது ஆரம்பநிலை, நடுநிலை மற்றும் இறுதிநிலை என்று ஒவ்வொரு அளவிலே ஏற்படுகின்றது. ஆகவேதான் ஆரம்பநிலையிலேயே இதனைக் கண்டறிய ஒழுங்கான பரிசோதனைகளும், ஆலோசனைகளும் மிக அவசியம். அப்பொழுதுதான் அறிகுறியற்ற சிறுநீரக வியாதியைக் கண்டுபிடிக்க முடியும். பாதிப்பு என்பது ஆரம்பம், செயலிழப்பு என்பது இறுதிநிலை

✳ **கட்டுக்கதை:** சிறுநீரக நோய்க்கு டயாலிஸிஸ் மட்டுமே சிகிச்சை முறை.

✳ **விளக்கம்:** தவறு. டயாலிஸிஸ் என்பது சிறுநீரக நோய்க்கான ஒரு சிகிச்சை முறையாகும். ஆனால் அது மட்டுமே வழி அல்ல. மற்ற

சிகிச்சை முறைகளான மருந்துகள், சிறுநீரக மாற்று அறுவை சிகிச்சை மற்றும் வாழ்க்கை முறை மாற்றங்கள் ஆகியவையும் பலனளிக்கும். எது தேவையான சிகிச்சை முறை என்பதை நோயின் தீவிரத்தன்மையைப் பொறுத்தும், நோயாளியினுடைய தேவையைக் கருத்தில் கொண்டும், தேர்வு செய்யலாம்.

✳ **கட்டுக்கதை:** வயதானவர்களுக்கு மட்டுமே சிறுநீரகநோய் வரும்.

✳ **விளக்கம்:** எந்த வயதிலும் சிறுநீரகநோய் வரலாம், ஆனால் வயது அதிகமாகும் போது, இந்த ஆபத்து அதிகரிக்கிறது. மற்ற காரணங்களான நீரிழிவு, உயர் இரத்த அழுத்தம் மற்றும் குடும்ப வரலாற்றிலே சிறுநீரக நோய் இருப்பது இதில் அடங்கும்.

✳ **கட்டுக்கதை:** உங்களுக்கு சிறுநீரக நோய் இருந்தால் உங்களுக்கு அதற்கான அறிகுறிகள் தோன்றும்.

✳ **விளக்கம்:** ஆரம்ப நிலை சிறுநீரக நோயால் பாதிக்கப்பட்ட பலருக்கு எந்த அறிகுறிகளும் தோன்றுவதில்லை, அதனால்தான் சிறுநீரக நோயை ஆரம்பத்திலேயே கண்டறிவதற்காக, வழக்கமான பரிசோதனைகள் செய்வதும் ஆலோசனைகளைப் பெறுவதும் அவசியமாகின்றது.

✳ **கட்டுக்கதை:** சிறுநீரக நோய் தீவிரமானது அல்ல.

✳ **விளக்கம்:** சிறுநீரக நோய்க்கு சிகிச்சையளிக்கப்படாவிட்டால், அது ஒரு தீவிரமான நிலையாக மாறிவிடலாம். உடலில் இருந்து கழிவுகள் மற்றும் அதிகப்படியான திரவங்களை வடிகட்டுவதில் சிறுநீரகங்கள் முக்கிய பங்கு வகிக்கின்றன. ஆகவே இவை சரியாக செயல்படாதபோது, கழிவுகள் இரத்தத்தில் குவிந்து, கடுமையான உடல்நலப் பிரச்சனைகளை ஏற்படுத்தும் ஆபத்தை அதிகரிக்கின்றது.

✳ **கட்டுக்கதை:** சிறுநீரக நோய்க்கு சிகிச்சை இல்லை.

✳ **விளக்கம்:** சிறுநீரக நோயை முழுமையாக குணப்படுத்த சிகிச்சை இல்லை என்றாலும் இந்த நிலையை கட்டுப்படுத்துவதற்கும், மேலும் பாதிப்பு மோசமான நிலைக்கு போவதைத் தடுக்கவும், சிகிச்சை முறைகள் உள்ளன. இந்த சிகிச்சையில் மருந்துகள், உணவுமுறை மாற்றங்கள், டயாலிஸிஸ் மற்றும் சிறுநீரக மாற்று சிகிச்சை ஆகியவை அடங்கும்.

✻ **கட்டுக்கதை:** *சிறுநீரக நோயைத் தடுக்க முடியாது*

✻ **விளக்கம்:** சிறுநீரக நோயை உருவாக்கும் அபாயத்தை குறைக்க நீங்கள் எடுக்கக்கூடிய **வழி** முறைகள் உள்ளன. ஆரோக்கியமான இரத்த அழுத்தத்தை பராமரித்தல், நீரிழிவு நோயை கட்டுப்படுத்துதல், புகையிலை மற்றும் மது அருந்துவதைத் தவிர்ப்பது மற்றும் ஆரோக்கியமான உணவை உட்கொள்வது ஆகியவை இதில் அடங்கும்.

✻ **கட்டுக்கதை:** *சிறுநீரக நோயைத் தடுக்க முடியாது*

✻ **விளக்கம்:** சிறுநீரக நோயை உருவாக்கும் அபாயத்தை குறைக்க நீங்கள் எடுக்கக்கூடிய **வழி** முறைகள் உள்ளன. ஆரோக்கியமான இரத்த அழுத்தத்தை பராமரித்தல், நீரிழிவு நோயை கட்டுப்படுத்துதல், புகையிலை மற்றும் மது அருந்துவதைத் தவிர்ப்பது மற்றும் ஆரோக்கியமான உணவை உட்கொள்வது ஆகியவை இதில் அடங்கும்.

8. டயாலிஸிஸ் & டயாலிஸிஸ் வகைகள்

8.1 டயாலிஸிஸ் என்றால் என்ன?

சிறுநீரகம் செயலிழந்தவர்களுக்கு டயாலிஸிஸ் என்ற சிகிச்சை அளிக்கப்படுகிறது. சிறுநீரகம் செயலிழந்தால், உங்கள் சிறுநீரகங்கள் இரத்தத்திலிருந்து சரியான முறையில் கழிவுகளை வடிகட்டாது. இதன் விளைவாக, உங்கள் இரத்த ஓட்டத்தில் கழிவுகள் மற்றும் நச்சுக்கள் அதிகமாகின்றன. டயாலிஸிஸ் உங்கள் சிறுநீரகத்தின் வேலையைச் செய்து, இரத்தத்தில் இருந்து கழிவுப் பொருட்கள் மற்றும் அதிகப்படியான திரவத்தை நீக்குகிறது.

8.2 டயாலிஸிஸ் வகைகள் என்னென்ன?

முக்கியமாக 2 வகையான டயாலிஸிஸ் முறைகள் உள்ளன.

1. ஹீமோடையாலிஸிஸ் (இரத்த வழி சுத்திகரிப்பு)

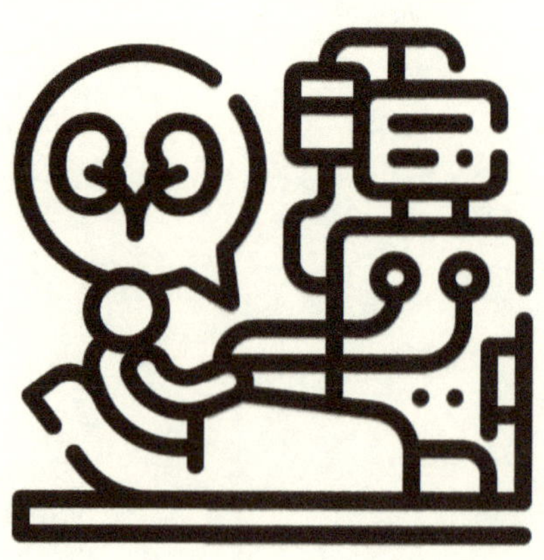

2. பெரிடோனியல் டயாலிஸிஸ் (வயிற்றுவழி சுத்திகரிப்பு)

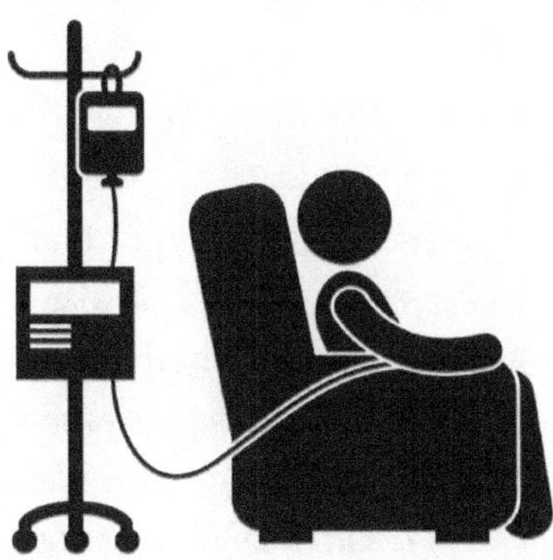

8.3 டயாலிஸிஸ் நாள்பட்ட சிறுநீரக பாதிப்பை குணப்படுத்த முடியுமா?

இல்லை என்றே சொல்லவேண்டும். டயாலிஸிஸ் என்பது, ஆரோக்கியமான சிறுநீரகத்தின் சில வேலைகளை மட்டுமே செய்கிறது. அதனால், அது உங்கள் சிறுநீரக நோயை முழுவதுமாக குணப்படுத்தாது. நீங்கள் சிறுநீரக மாற்று அறுவை சிகிச்சை செய்ய முடியாவிட்டால், உங்கள் வாழ்நாள் முழுவதும் டயாலிஸிஸ் சிகிச்சை செய்ய வேண்டியிருக்கும்.

8.4 ஹீமோடையாலிஸிஸ் (இரத்த சுத்திகரிப்பு) என்றால் என்ன?

ஹீமோடையாலிஸிஸ் சிகிச்சையில், ஒரு இயந்திரம் உங்கள் உடலில் இருந்து இரத்தத்தை வெளியேற்றி, அதை ஒரு டயலைசர் (செயற்கை சிறுநீரகம்) மூலம் வடிகட்டி, சுத்தம் செய்யப்பட்ட இரத்தத்தை, மீண்டும் உங்கள் உடலுக்குத் திருப்பித் தருகிறது. இந்த 4 முதல் 5 மணி நேரம் நடக்கின்ற சிகிச்சைமுறை, ஒரு மருத்துவமனை அல்லது டயாலிஸிஸ் மையத்தில், வாரத்திற்கு மூன்று முறை செய்யப்படவேண்டும்.

நீங்கள் வீட்டிலேயே ஹீமோடையாலிஸிஸ் செய்யவும் வழி உண்டு. குறைவான மணிநேரங்களுக்கு இதைச் செய்வதாயிருந்தால், வாரத்திற்கு 4 முதல் 7 நாட்களுக்கு வீட்டிலேயே இதனைச் செய்யலாம். நீங்கள் இரவில் தூங்கும் போது, வீட்டில் ஹீமோடையாலிஸிஸ் சிகிச்சை செய்துகொள்ளும் வசதியும் இருக்கிறது. பகலில் உங்கள் வேலைகளைச் செய்ய முடியும்.

8.5 ஹீமோடையாலிஸிஸ் (இரத்த சுத்திகரிப்பு) எவ்வாறு செய்யப்படுகிறது?

ஒரு இயந்திரம் உங்கள் உடலில் இருந்து இரத்தத்தைக் குறிப்பிட்ட அளவிலே வெளியேற்றி, ஒரு டயலைசர் (செயற்கை சிறுநீரகம்) மூலம் வடிகட்டுகிறது. கழிவுகளைநீக்கி,சுத்தம் செய்யப்பட்ட இரத்தத்தை, உங்கள் உடலுக்குத் திருப்பித் தருகிறது. இரத்தத்தின் வெப்பநிலை, இரத்தத்திலே காற்றுக் குமிழ்கள் பரிசோதனை, மற்றும் சோடியம், பொட்டாசியம் போன்றவற்றின் அளவு ஆகியவற்றை கண்காணித்து, பாதுகாப்பாக இந்த சிகிச்சை செய்யப்படுகின்றது. இது 4 முதல் 5 மணி நேர சிகிச்சையாகும். ஒரு மருத்துவமனை அல்லது டயாலிஸிஸ் மையத்தில், வாரத்திற்கு மூன்று முறை நடைபெறலாம். நீங்கள் வீட்டிலேயே ஹீமோடையாலிஸிஸ் செய்யலாம். உத்தேசமாக வாரத்திற்கு 15 மணிநேரம் டயாலிஸிஸ் செய்வது சரியான முறையாகும். அதாவது ஒரு நாளைக்கு 4 முதல் 5 மணி நேரம் என்ற அளவில், வாரத்தில் 3 நாட்கள் செய்யப்படுகிறது.

8.6 ஹீமோடையாலிஸிஸ் இயந்திரத்தின் செயல்பாடுகள் என்ன?

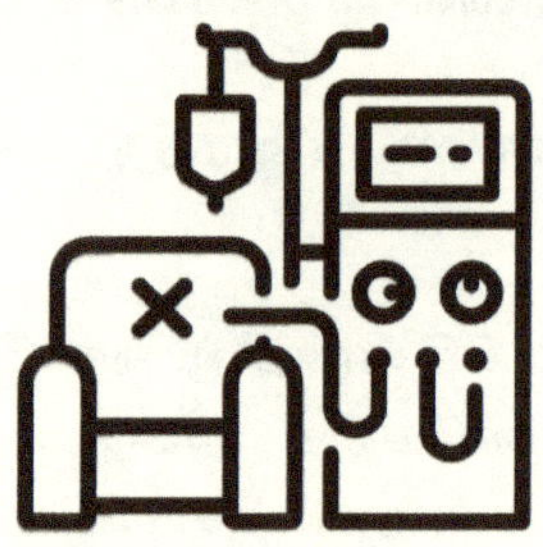

ஹீமோடையாலிஸிஸின் போது டயாலிஸிஸ் இயந்திரம் செய்யும் வேலைகள்:

�֍ உங்கள் கையில் உள்ள ஊசியின் மூலம் இரத்தத்தை வெளியே வரவைக்கின்றது.

✖ டயாலிஸர் வடிகட்டியின் உள்ளே, இரத்தத்தை ஓடவைக்கிறது. அச் சமயம் கழிவுகளை, டயாலிஸிஸ் கரைசலுக்குள் நகர்த்துகிறது. அந்த சுத்திகரிப்பு திரவத்தில் தண்ணீர், உப்பு மற்றும் பிற சேர்க்கைகள் சரியான விகிதத்தில் உள்ளன.

✻ வடிகட்டப்பட்டு, சுத்திகரிக்கப்பட்ட இரத்தத்தை, உங்கள் கையிலுள்ள வேறு ஊசி மூலம் உங்கள் உடலுக்குள் திருப்பி அனுப்புகிறது.

✻ உங்கள் உடலில் மற்றும் வெளியே எவ்வளவு வேகமாக இரத்தம் பாய்கிறது என்பதை சரிசெய்து, உங்கள் இரத்த அழுத்தத்தைக் கண்காணித்து அதற்கேற்றவாறு உங்கள் உடலிலிருந்து எவ்வளவு வேகத்தில் வெளியே செல்கின்றது, உள்ளே வருகின்றது என்பதைக் கட்டுப்படுத்துகிறது.

8.7 ஹீமோடையாலிஸிஸ் சமயத்தில் வலியிருக்குமா? டயாலிஸிஸின் போது நோயாளி என்ன செய்வார்?

உங்களுக்கு ஹீமோடையாலிஸிஸ் செய்யும்போது, பிஸ்துலா அல்லது கிராப்டில் ஊசிகள் போடப்படும். அப்போது உங்களுக்கு லேசாக வலி இருக்கலாம். ஆனால் பெரும்பாலான நோயாளிகளுக்கு, பொதுவாக வேறு எந்த பிரச்சனையும் இருக்காது. டயாலிஸிஸ் சிகிச்சை என்பது வலியற்றது. சில சமயங்களில் நோயாளிகளுக்கு குமட்டல், வாந்தி, தலைவலி அல்லது தசைப் பிடிப்புகள் வரலாம். சிறுநீரக உணவு மற்றும் திரவக் கட்டுப்பாடுகள், உப்பின் அளவு ஆகியவற்றை நீங்கள் கவனமாகப் பின்பற்றினால் இந்த வகையான பக்க விளைவுகளைத் தவிர்க்கலாம்.

டயாலிஸிஸ் சிகிச்சையின் போது நோயாளி அவருக்கு விருப்பமான புத்தகங்களைப் படிக்கலாம். தொலைக்காட்சியில் செய்திகள் காணலாம். மடிக்கணினியைப் பயன்படுத்துவாரும் உண்டு தேவையானால் காபி, டீ அருந்தலாம்.

8.8 டயாலிஸிஸின் போது ஏற்படும் பொதுவான பிரச்சனைகள் என்ன?

✻ இரத்த அழுத்தம் குறைதல்

✻ வாந்தி, குமட்டல்

✻ தலைவலி

✻ தசைப்பிடிப்பு

✻ தொற்று

✻ காய்ச்சல்

✻ குளிர் மற்றும் நடுக்கம்

* மயக்கம்

* இரத்தம் உறைந்துபோதல்

* இரத்தச் சர்க்கரைக் குறைந்துபோதல்

* உடல் அரிப்பு மற்றும் வறட்சி

8.9 ஹீமோடையாலிஸிஸின் பலன்கள் மற்றும் பிரச்சனைகள் என்ன?

பலன்கள் :

* இரத்தக்குழாய் அணுகலுக்கு (தமனி – சிறை இணைப்புகள்) *AV* பிஸ்துலா பயன்படுத்தும்போது, டயாலிஸிஸில் சிக்கல் ஏற்படும் அபாயங்கள் குறைக்கப்படுகின்றன.

* ஹீமோடையாலிஸிற்கான *AV* பிஸ்துலா பல ஆண்டுகள் நீடிக்கும். கழுத்துவழி இரத்தக்குழாய்கள் போன்ற வாஸ்குலார் அணுகலின் பிற வடிவங்களை விட நீண்டகாலம் நீடிக்கும். அறுவை சிகிச்சை தலையீடு பொதுவாக தேவையிருப்பதில்லை.

* டயாலிஸிஸ் மையங்களில் ஹீமோடையாலிஸிஸ் வாரத்திற்கு 3 முறை செய்யப்படுகிறது. வாரக் கடைசியில், (ஞாயிறு) டயாலிஸிஸ் பொதுவாக செய்யப்படுவதில்லை, அன்று இயந்திரங்கள் சுத்திகரிக்கப்படும்.

* மையங்களில் பயிற்சி பெற்ற ஊழியர்கள், டயாலிஸிஸ் நடக்கும்போது நோயாளியின் உடல்நலம் மற்றும் சிகிச்சைமுறைகளை தொடர்ந்து மேற்பார்வை செய்து, கண்காணிக்கின்றனர்.

* சிகிச்சை மையங்களில் ஹீமோடையாலிஸிஸ் செய்யும் மற்ற நோயாளிகளுடன் கலந்துரையாடவும், சமூகத் தொடர்புகளை ஏற்படுத்திக் கொள்ளவும், சூழ்நிலை அனுமதிக்கின்றது.

* ஹீமோடையாலிஸிஸ் நடக்கும்போது அந்த நேரத்தை ஓய்வெடுக்க நோயாளிகள் பயன்படுத்தலாம். இப்பொழுதெல்லாம், டயாலிஸிஸ் நடக்கும்போது, உடற்பயிற்சி செய்வது நல்லது என்று கூறப்படுகிறது.

* ஹீமோடையாலிஸிஸ் சிகிச்சையில், மற்ற சிகிச்சைகளை ஒப்பிடும்போது, தொற்று ஏற்படும் அபாயம் குறைவாகவே உள்ளது.

* ஹீமோடையாலிஸிஸ் சிகிச்சையை உங்கள் வசதிக்கேற்ப வீட்டிலேயே செய்து கொள்ளலாம்.

✲ வீட்டிலேயே செய்யப்படும் ஹீமோடையாலிஸிஸ், பொதுவாக ஒரு டயாலிஸிஸ் சிகிச்சையில் தேர்ச்சி பெற்றுக்கொண்ட உதவியாளரின் உதவியுடன் தினசரி செய்யப்படுகிறது.

பிரச்சனைகள்:

✲ ஒரு கிளினிக்கில் ஹீமோடையாலிஸிஸ் செய்யப்பட்டால், நீங்கள் கிளினிக்கிற்குச் செல்ல வேண்டியது அவசியமாகிறது. மேலும் ஒவ்வொரு அமர்வுக்கும் 4 முதல் 5 மணிநேரம் செலவிட வேண்டும்.

✲ ஹீமோடையாலிஸிஸ் அட்டவணையை கண்டிப்பாக நீங்கள் கடைப்பிடிக்கவேண்டியதிருக்கும்.

✲ இப்பொழுதெல்லாம் பயணம் மிகவும் சிரமமாக இருக்கின்றது. இதற்காக முன்கூட்டியே திட்டமிடல், மற்றும் பயண ஏற்பாடுகள் தேவை.

✲ உணவு மற்றும் திரவ கட்டுப்பாடுகள் கண்டிப்பாக கடைப்பிடிக்கப்பட வேண்டியதிருக்கும்.

✲ *AV* பிஸ்துலா பகுதி நோயாளிக்கு சற்று வீக்கமாக, ஒரு அசிங்கமான, அழகற்ற பகுதியாகத் தோன்றலாம்.

✲ வீட்டில் ஹீமோடையாலிஸிஸ் செய்வதாயிருந்தால், ஒரு உதவியாளர் வீட்டிலேயே இருப்பதுமட்டுமின்றி அவர் மருத்துவ சிகிச்சையிலும் உதவி செய்யவேண்டும்.

✲ வீட்டிலேயே டயாலிஸிஸ் செய்யும்போது, அதற்கான சுத்தமான இடம், சரியான மின் இணைப்பு, சுத்தமான தண்ணீர் மற்றும் குழாய் வசதிகள் சரியாக அமைக்கப்படவேண்டும்.

✲ வரக்கூடிய பக்க விளைவுகளில், இரத்த அழுத்தம் குறைந்துபோதல், மூச்சுத் திணறல் மற்றும் குமட்டல் ஆகியவை அடங்கும்.

8.10 பெரிடோனியல் டயாலிஸிஸ் என்பது என்ன?

பெரிடோனியல் டயாலிஸிஸ், (வயிற்று வழி இரத்த சுத்திகரிப்பு) சிகிச்சையில், வயிற்றுச் சவ்வுகளில் (பெரிடோனியம்) உள்ள சிறிய இரத்த நாளங்கள் டயாலிஸிஸ் கரைசலின் உதவியுடன் இரத்தத்தை வடிகட்டுகின்றன. இந்தக்கரைசல், தண்ணீர், உப்பு மற்றும் பிற சேர்க்கைகள் கொண்ட ஒரு வகை சுத்திகரிப்பு திரவமாகும்.

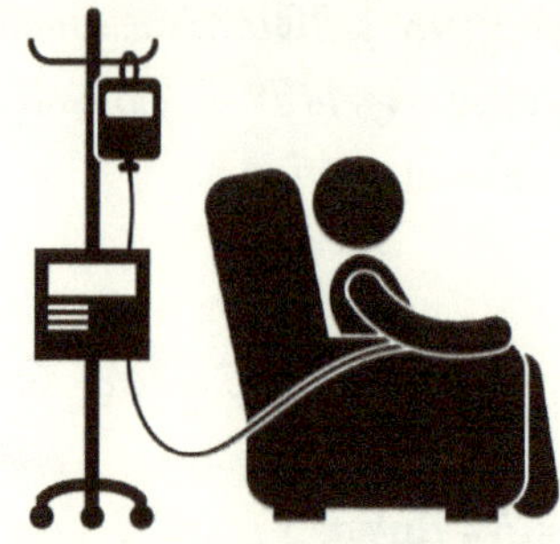

8.11 பெரிடோனியல் டயாலிஸிஸின் வகைகள் என்ன?

பெரிடோனியல் டயாலிஸிஸ் வீட்டிலேயே செய்து கொள்கின்ற ஒரு சிகிச்சை முறை. இந்த சிகிச்சையைச் செய்ய இரண்டு வழிகள் உள்ளன:

✱ தானியங்கி பெரிடோனியல் டயாலிஸிஸ் சைக்லர் (Cycler) எனப்படும் இயந்திரத்தைப் பயன்படுத்துகின்ற முறை.

✱ தொடர்ச்சியான ஆம்புலேட்டரி பெரிடோனியல் டயாலிஸிஸ் (CAPD) என்பது நாமாக செய்யும் முறையாக நடைபெறுகிறது.

8.12 பெரிடோனியல் டயாலிஸிஸ் (CAPD) செய்துகொள்ளும் நோயாளிக்கு என்ன உணவு மாற்றங்கள் பரிந்துரைக்கப்படுகின்றன?

தொடர்ச்சியான பெரிடோனியல் டயாலிஸிஸ் (CAPD) என்பது சிறுநீரக செயலிழப்புக்கான ஒரு சிகிச்சையாகும். இது நோயாளியின் சொந்த பெரிடோனியத்தை (வயிற்றின் புறணி) இயற்கை வடிகட்டியாகப் பயன்படுத்தி, உடலில் இருந்து கழிவுப் பொருட்கள் மற்றும் அதிகப்படியான திரவங்களை அகற்றுகிறது. பெரிடோனியல் டயாலிஸிஸ் (CAPD) சிகிச்சையில் உள்ள நோயாளிகள், தங்கள் ஆரோக்கியத்தைப் பராமரிக்க செய்யக்கூடிய மிக முக்கியமான விஷயங்களில் ஒன்று புரதம், சோடியம் மற்றும் பொட்டாசியம் சரியான அளவில் உள்ள ஆரோக்கியமான சீரான உணவைப் பின்பற்றுவதாகும்.

✱ ஒரு நாளைக்கு ஒரு கிலோ உடல் எடைக்கு 1 கிராம் புரதத்தை உட்கொள்ளவேண்டும். இது ஊட்டச்சத்து குறைபாட்டைத் தடுக்கவும், தசைகளின் வளர்ச்சியைப் பராமரிக்கவும் உதவும்.

✱ நீங்கள் உட்கொள்ளும் சோடியம் (உப்பு) அளவை ஒரு நாளைக்கு 2 அல்லது 3 கிராமுக்கு அதிகமாக இல்லாதபடி பார்த்துக்

கொள்ளவேண்டும். அதிக அளவு சோடியம் உங்கள் உடலிலே திரவத்தைத் தக்கவைத்து, இரத்த அழுத்தத்தை அதிகரிக்கும். இது சிறுநீரக நோயால் பாதிக்கப்பட்டவர்களுக்குத் தீங்கு விளைவிக்கும்.

✳ வாழைப்பழம், ஆரஞ்சு, உருளைக்கிழங்கு, நெல்லிக்காய் போன்ற பொட்டாசியம் நிறைந்த உணவுகளை உட்கொள்வதைக் குறைக்கவும். இரத்தத்தில் அதிக அளவு பொட்டாசியம் இருந்தால், சிறுநீரக நோயால் பாதிக்கப்பட்ட நோயாளிகளுக்கு இதயத்துடிப்பு பிரச்சனைகளை ஏற்படும் ஆபத்து உள்ளது.

✳ முழு தானியங்கள், பழங்கள் மற்றும் காய்கறிகள் போன்ற கூட்டான கார்போஹைட்ரேட்டுகள் அதிகம் உள்ள உணவுகளைத் தேர்ந்தெடுக்கவும். இந்த உணவுகள் அத்தியாவசிய ஊட்டச்சத்துக்கள் நிறைந்தவை மட்டுமல்ல, இரத்தச் சர்க்கரை அளவை சீராக வைத்திருக்கவும் உதவும்.

✳ உடலில் இருந்து கழிவுப்பொருட்களை வெளியேற்ற தண்ணீர் தேவைப்படும். இதனை மருத்துவரின் ஆலோசனையைப் பெற்று, நீங்கள் தீர்மானிப்பதே நல்லது. உணவில் குறைந்த கொழுப்புள்ள பால் மற்றும் மற்ற பானங்களையும் சேர்த்துக்கொள்ளலாம்.

✳ உங்களுக்கான சிறந்த உணவுத் திட்டத்தைத் தீர்மானிக்க, உணவியல் நிபுணர் உட்பட, ஒரு சுகாதார குழுவுடன் இணைந்து பணியாற்றுவது முக்கியம். உங்கள் தனிப்பட்ட தேவைகளையும், இலக்குகளையும் பூர்த்தி செய்யும்படி, தனிப்பட்ட முறையிலே உங்களுக்கான உணவுத் திட்டத்தை உருவாக்க அவர்கள் உங்களுக்கு உதவுவார்கள்.

8.13 ஒரு நாள்பட்ட சிறுநீரக நோயாளி டயாலிஸிஸ் இல்லாமல் எவ்வளவு காலம் வாழ முடியும்.?

அவர்களின் சிறுநீரகத்தில் மீதமுள்ள செயல்பாட்டைப் பொறுத்தும், அவர்களின் பொதுவான மருத்துவ நிலையைப் பொறுத்தும், அவர்கள் வாழ இயலும். அது ஒவ்வொருவர் உடல் நிலையைப் பொறுத்தும் அவர்களின் உணவுக் கட்டுப்பாடுகளைப் பொறுத்தும் மாறுபடும்.

8.14 உங்களுக்கு டயாலிஸிஸ் தேவை என்பதற்கான அறிகுறிகள் என்ன?

✳ வாந்தி, விக்கல்

✳ உடலிலே அதிக திரவம் சேருதல்

✳ மூச்சுத்திணறல் ஏற்படுதல்

✳ அரிப்பு மற்றும் வறண்ட தோல்

✳ பசியிழப்பு, குமட்டல்

✳ மூச்சுக்காற்றிலே நாற்றம்

✳ சிறுநீர் மிகவும் குறைந்துபோதல்

9. சிறுநீரக மாற்று அறுவை சிகிச்சை

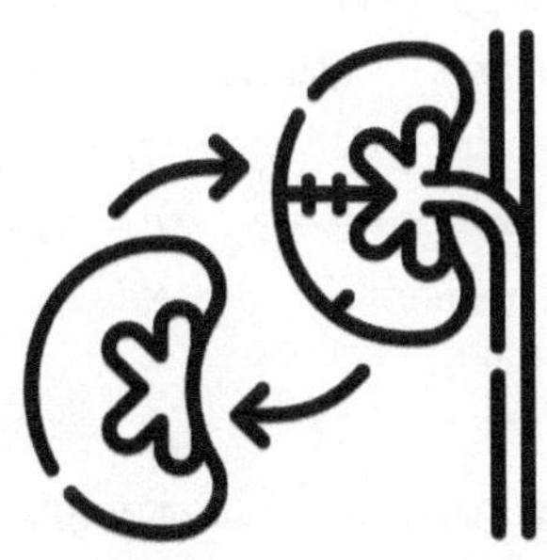

9.1 சிறுநீரக மாற்று அறுவை சிகிச்சை என்றால் என்ன?

சிறுநீரக மாற்று அறுவை சிகிச்சை என்பது, சிறுநீரகம் சரியாக செயல்படாத ஒருவருக்கு, வேறு ஒருவரிடமிருந்து ஆரோக்கியமான சிறுநீரகத்தைத் தானமாகப் பெற்று, பொருத்தப்படும் ஒரு அறுவை சிகிச்சை முறையாகும். மாற்று அறுவை சிகிச்சையின் முக்கிய நோக்கம், சிறுநீரகத்தின் இயல்பான செயல்பாட்டை மீட்டெடுப்பது மட்டுமல்ல, அதைப் பெற்றுக் கொண்டவரின் ஓட்டுமொத்த வாழ்க்கைத் தரத்தை மேம்படுத்துவதுமாகும். சிறுநீரக மாற்று அறுவை சிகிச்சை பொதுவாக ஒருவருடைய சிறுநீரகங்கள் செயல்படும் திறனை நிரந்தரமாக இழந்து, இறுதி நிலை சிறுநீரக நோய் (ESRD) எனப்படும் நிலையை அடைந்துவிட்டால், அவர்களுக்கு டயாலிஸிஸ் அல்லது சிறுநீரக மாற்று அறுவை சிகிச்சை தேவைப்படுகின்றது.

9.2 சிறுநீரக மாற்று அறுவை சிகிச்சை எப்போது அவசியம்?

சிறுநீரக மாற்று அறுவை சிகிச்சை, பொதுவாக இறுதி நிலை சிறுநீரக நோயால் பாதிக்கப்பட்ட நபர்களுக்குப் பரிந்துரைக்கப்படுகிறது. நீரிழிவு மற்றும் உயர் இரத்த அழுத்தம் போன்ற பல்வேறு நிலைமைகளால் சிறுநீரக செயல்பாடு கடுமையாக பாதிக்கப்படும்போது, இது தேவைப்படுகின்றது. சிறுநீரகங்களால் இரத்தத்தில் இருந்து கழிவுப்பொருட்களைத் திறம்பட

வடிகட்ட முடியாமலும், பொட்டாசியம் மற்றும் சோடியம் போன்ற எலக்ரோலைட்டுகளின் இயல்பான அளவை பராமரிக்க முடியாமலும் மற்றும் திரவங்களை வெளியேற்ற இயலாமலும் போகும் போது, சிறுநீரக மாற்று அறுவை சிகிச்சை அவசியமாகின்றது. சிறுநீரக செயலிழப்பின் போது இரத்தசோகை, எலும்பு நோய்கள் மற்றும் இருதய பிரச்சனைகள் போன்ற கடுமையான சிக்கல்கள் ஏற்படுகின்றன.

இவை எல்லாவற்றிற்கும், சிறுநீரக மாற்று அறுவை சிகிச்சை என்பது சரியான தீர்வைத் தருகின்றது. இந்த மாற்று சிறுநீரக அறுவை சிகிச்சை, ஒரு கவனமாக திட்டமிட்டுச் செய்யப்படவேண்டிய சிக்கலான சிகிச்சை முறையாகும். இது இறுதி நிலை சிறுநீரக நோயால் பாதிக்கப்பட்டவர்களின் வாழ்க்கைத் தரத்தையும், ஆயுட்காலத்தையும் பெரிதும் மேம்படுத்துவதினால் இதுவே சிறந்த சிகிச்சையாக கருதப்படுகின்றது.

9.3 சிறுநீரக மாற்று அறுவை சிகிச்சை ஏன் செய்யப்படுகின்றது?

சிறுநீரக மாற்று அறுவை சிகிச்சை செய்யப்படுகின்றதற்கான காரணங்கள் இதோ:

1. **வாழ்க்கைத் தரத்தை மேம்படுத்த:** சிறுநீரக செயலிழப்பினால் ஏற்படும் சோர்வு, சுவாசிப்பதில் சிரமம் மற்றும் டயாலிஸிஸ் செய்ய வேண்டிய அவசியம் போன்ற வாழ்க்கைத் தரத்தை குறைக்கக்கூடிய பல நிகழ்வுகள் ஏற்படும் போது, சிறுநீரக மாற்று அறுவை சிகிச்சை தேவைப்படுகின்றது. சிறுநீரக மாற்று அறுவை சிகிச்சையினால் பெறப்படும் புதிய சிறுநீரகத்தால், இந்த அறிகுறிகள் சரியாகி, வாழ்க்கைத் தரம் மேம்படுகிறது.

2. **ஆயுட்காலம் நீட்டிக்க:** சிறுநீரக மாற்று அறுவை சிகிச்சை செய்வது, சிறுநீரக செயலிழப்பு உள்ள ஒருவரின் ஆயுட்காலம் நீட்டிக்க உதவுகின்றது.

3. **டயாலிஸிஸ் தேவையைக் குறைக்க:** சிறுநீரகங்கள் சரியாக இயங்க முடியாத போது, இரத்தத்தில் உள்ள கழிவுப்பொருட்கள் மற்றும் அதிகப்படியான திரவங்களை வடிகட்ட டயாலிஸிஸ் ஒரு சிகிச்சையாகும். இதில் அதிக நேரம் செலவாகுவது மட்டுமல்ல, ஒரு சிரமமான சிகிச்சை முறையாகவே இருக்கும். எனவே சிறுநீரக மாற்று அறுவை சிகிச்சையானது, டயாலிஸிஸ் தேவையைக் குறைக்க அல்லது நிறுத்திவிடவும் உதவும்.

4. **ஒட்டுமொத்த ஆரோக்கியத்தை மேம்படுத்த:** சரியாக செயல்படும் மாற்று சிறுநீரகம், இரத்தத்தில் இருந்து கழிவுப் பொருட்கள் மற்றும் அதிகப்படியான திரவங்களை திறம்பட வடிகட்டுவதன் மூலம், ஒட்டுமொத்த வாழ்க்கையின் ஆரோக்கியத்தை மேம்படுத்துகின்றது. இது இதய நோய் மற்றும் உயர் இரத்த அழுத்தம் போன்றவற்றினால் ஏற்படும் அபாயத்தைக் குறைக்கவும் உதவும்.

5. **உடலில் சிறுநீரக செயலிழப்பினால் ஏற்படும் சுமையை குறைக்க:** சிறுநீரக செயலிழப்பு உடலில் குறிப்பிடத்தக்க ஆரோக்கியக் குறைபாடுகளை ஏற்படுத்தும். சிறுநீரக மாற்று அறுவை சிகிச்சையானது, செயல்படும் புதிய சிறுநீரகம் கிடைப்பதினால், இந்த சுமையை குறைக்க உதவுகின்றது.

9.4 சிறுநீரக மாற்று அறுவை சிகிச்சைக்கான வயது வரம்பு என்ன?

சிறுநீரக மாற்று அறுவை சிகிச்சைக்கு உறுதியான வயது வரம்பு இல்லை. ஒரு குறிப்பிட்ட நபருக்கு சிறுநீரக மாற்று அறுவை சிகிச்சை செய்வதற்கான திட்டம், அநேக விவரங்களால் முடிவு செய்யப்படுகின்றது. நோயாளியின் ஒட்டுமொத்த ஆரோக்கியம், மற்றும் பொருத்தமான சிறுநீரக தானம் செய்யக்கூடியவர் உள்ளாரா போன்ற பல காரணங்களின் அடிப்படையில் முடிவு செய்யப்படுகின்றது. சிறுநீரக மாற்று அறுவை சிகிச்சையின் வெற்றி விகிதம் வயது குறைந்தவர்களுக்கு அதிகமாக இருக்கும். எனவே வயதான நோயாளிகள், மாற்று அறுவை சிகிச்சைக்குக் குறைவாகவே ஏற்றுக்கொள்ளப்படலாம். நோயாளியின் ஒட்டுமொத்த உடல் நலம் மற்றும் மனநிலை, பிற மருத்துவ நிலைமைகள் மற்றும் பிற சிகிச்சை விருப்பங்கள் ஆகியவை, வயதான நோயாளியை மாற்று அறுவை சிகிச்சைக்குத் தகுதியானவரா என்பதைப் பரிசீலிப்பதற்கான முடிவை எடுக்க உதவுகின்றது. இவையெல்லாவற்றிற்கும் மேலாக, ஒரு வயதான நோயாளிக்கு சிறுநீரக மாற்று அறுவை சிகிச்சை செய்வதா, இல்லையா என்ற முடிவு நோயாளியின் மருத்துவக் குழுவால் எல்லா விஷயங்களையும் கருத்தில் கொண்டு எடுக்கப்படும்.

9.5 சிறுநீரக தானம் செய்ய தகுதியானவர்கள் யார்?

பொருத்தமான சிறுநீரக தானம் செய்பவர் ஆரோக்கியமான நபர் மட்டுமல்ல, அவர் தனது சிறுநீரகங்களில் ஒன்றை தேவைப்படும் பெறுபவருக்கு தானம் செய்ய தயாராக இருக்கிறார் என்பது முக்கியம்.

✳ சிறந்த சிறுநீரக தானம் செய்பவர், பெரும்பாலும் பெற்றுக் கொள்பவரின் உறவினராக இருப்பார். அதாவது பெற்றோர், உடன்பிறந்தவர்கள் அல்லது மகன் அல்லது மகளாக இருப்பது சிறந்தது. ஏனெனில் அவர்கள் ஒரே வகையான இரத்தம் மற்றும் திசு வகைகளைக் கொண்டிருக்கும் வாய்ப்பு அதிகமாயிருக்கும்.

✳ சிறுநீரக நன்கொடையாளர்களுக்கு நிலையான வயது வரம்பு இல்லை. ஆனால் வயதில் இளையவர்கள் நன்கொடையாளர்களாக இருக்கும்போது, சிக்கல்கள் வரும் வாய்ப்பு குறைவது மட்டுமின்றி, மாற்று அறுவை சிகிச்சையின் பலன் சிறந்து விளங்குகிறது.

✳ சிறந்த ஒட்டுமொத்த ஆரோக்கியம் : சிறுநீரகம் தானம் செய்பவர் நல்ல உடல் ஆரோக்கியத்துடன் இருக்க வேண்டியது மிக அவசியம். முக்கியமாக, சர்க்கரை வியாதி, உயர் இரத்த அழுத்தம் போன்றவை இருக்கக் கூடாது. அப்போதுதான், அறுவை சிகிச்சையின் போது அவர்களுக்கு ஏதும் சிக்கல்கள் ஏற்படாமல், பிற்காலத்திலும் ஆபத்து வராமல் இருக்கும்.

9.6 யாரால் சிறுநீரகத்தை தானம் செய்ய முடியாது?

உயிருள்ள நன்கொடையாளராக இருந்து, நீங்கள் சிறுநீரகத்தை தானம் செய்வதைத் தடுக்கக்கூடிய சில மருத்துவ நிலைமைகள் உள்ளன. அவை பின்வருமாறு:

✳ கட்டுப்பாடற்ற உயர் இரத்த அழுத்தம்

✳ கட்டுப்பாடற்ற நீரிழிவு நோய்

✳ புற்றுநோய்

✳ எச்.ஐ.வி. தொற்று

✳ ஹெபடைடிஸ் போன்ற மஞ்சள் காமாலை தொற்று

✳ சிகிச்சை தேவைப்படும் தீவிரமான மனநல கோளாறு

9.7 உயிருள்ள சிறுநீரக தானம் செய்பவருக்கு ஏற்படக்கூடிய ஆபத்துகள் என்ன?

சிறுநீரக தானம் பொதுவாக, ஒரு பாதுகாப்பான மற்றும் வெற்றிகரமான அறுவை சிகிச்சையாகும். ஆனால் எந்த அறுவை சிகிச்சை முறையிலும் ஏற்படக்கூடிய ஆபத்துக்கள் வரலாம். ஆகவே, சிறுநீரகதானம் செய்பவர் வரக்கூடிய அறுவை சிகிச்சையின் அபாயங்கள் மற்றும் சிக்கல்கள் பற்றித் தெரிந்து கொள்வது அவசியம். அவை பின்வருமாறு:

✳ அறுவை சிகிச்சை தளத்தில் வலி

✳ சிறுநீரில் இரத்தம் கலந்து வருதல்

✳ இரத்தக் கட்டிகள் வருதல்

✳ தொற்று ஏற்படுதல்

✳ சுற்றியுள்ள உறுப்புகள், இரத்த நாளங்களுக்கு சேதம்

✳ மயக்க மருந்துக்கான எதிர்வினைகள்

✳ நாள்பட்ட சிறுநீரக பாதிப்பு

✳ உயர் இரத்த அழுத்தம் அதிகரிக்கும் ஆபத்து

இத்தகைய கடுமையான சிக்கல்களின் ஆபத்து குறைவாகவே உள்ளது என்பதைக் கவனத்தில் கொள்ள வேண்டியது அவசியம் மேலும் பெரும்பாலான சிறுநீரக தானம் செய்பவர்கள், சில வாரங்கள் முதல் சில மாதங்களுக்குள் முழு குணமடைவார்கள். இருப்பினும் தானம் செய்பவர் இந்த சாத்தியமான அபாயங்களைப் பற்றி அறிந்திருப்பதும், சிறுநீரக தானத்தைக் குறித்து முடிவெடுப்பதற்கு முன்பு, அவர்களின் மருத்துவக் குழுவுடன் கலந்துரையாடுவதும் மிக முக்கியம்.

9.8 சிறுநீரக மாற்று அறுவை சிகிச்சை எப்படி செய்யப்படுகிறது?

சிறுநீரக மாற்று அறுவை சிகிச்சை என்பது, சிறுநீரகம் சரியாக செயல்படாத ஒருவருக்கு, தானம் தருபவரிடமிருந்து ஆரோக்கியமான ஒரு சிறுநீரகத்தை எடுத்து, நோயாளிக்கு வைப்பதை உள்ளடக்கிய ஒரு அறுவை சிகிச்சை முறையாகும். செயல்படாத சிறுநீரகங்கள் பொதுவாக அகற்றப்படுவதில்லை ஆரோக்கியமான சிறுநீரகம் இறந்தவரிமிருந்தோ (Cadaver Transplant), அல்லது வாழும் தானம் செய்பவரிடமிருந்தோ (Living Transplant) பெற்று, நோயாளிக்குப் பொருத்தப்படுகிறது.

சிறுநீரக மாற்று அறுவை சிகிச்சை பற்றி ஒரு தொகுப்பு இதோ:

1. **மதிப்பீடு:** சிறுநீரக மாற்று சிகிச்சை பெறுவதற்கான முதல் படி, இந்த சிகிச்சைக்கு அவர் சரியான நோயாளியா என்பதைத் தீர்மானிக்க, மாற்று அறுவை சிகிச்சைக் குழுவால் மதிப்பீடு செய்யப்பட வேண்டும். குழு உங்கள் ஒட்டுமொத்த ஆரோக்கியம், உங்கள் சிறுநீரக நோயின் தீவிரம் மற்றும் பிற சிக்கல்களைக் கருத்தில் கொண்டு முடிவெடுக்கும்.

2. **தானம் செய்பவரைக் கண்டறிதல்:** சிறுநீரக மாற்று அறுவை சிகிச்சைக்கு நீங்கள் தகுதியானவராக இருந்தால், அடுத்த முயற்சி, பொருத்தமான தானம் செய்பவரைக் கண்டுப்பிடிப்பதாகும். இது குடும்ப உறுப்பினர் அல்லது நண்பர் போன்ற உயிருள்ளவராகவோ அல்லது இறந்த பிறகு உறுப்புகள் தானம் செய்ய சம்மதித்த இறந்த நபராகக்கூட இருக்கலாம்.

3. **ஆரம்ப பரிசோதனை:** சிறுநீரக மாற்று அறுவை சிகிச்சைக்கு முன் நீங்கள் சில முக்கியமான பரிசோதனைகளை மேற்கொள்ளவேண்டும். உங்கள் உடல் நலத்தை மாற்று அறுவை சிகிச்சைக்குத் தயார் படுத்தவேண்டும். உங்கள் நோயெதிர்ப்பு மண்டலத்தை அடக்குவதற்கும் மாற்று சிறுநீரகத்தை இது நிராகரிப்பதைத் தடுப்பதற்கும் மருந்துகளைத் தொடர்ந்து உட்கொள்வது ஆகியவை இதில் அடங்கும்.

4. **அறுவை சிகிச்சை:** சிறுநீரக மாற்று அறுவை சிகிச்சை பொதுவாக பொது மயக்க நிலையின் கீழ் செய்யப்படுகிறது. பொதுவாக இந்த அறுவை சிகிச்சைக்கு சுமார் 3 மணி நேரம் ஆகும். அறுவை சிகிச்சை நிபுணர் உங்கள் அடிவயிற்றில் வலதுபுறத்தில் ஒரு கீறல் செய்து, புதிய சிறுநீரகம் வைக்கப்படவேண்டிய பகுதியைத் தயார் செய்வார். பின்பு ஆரோக்கியமான ஒரு சிறுநீரகம், தானம் செய்பவரின் உடலிலிருந்து பாதுகாப்பாக எடுக்கப்பட்டு, உங்கள் இரத்த நாளங்கள் மற்றும் சிறுநீர் அமைப்புடன் கவனமாக இணைக்கப்பட்டுவிடுகின்றது.

5. **மீண்டுவருதல்:** சிறுநீரக மாற்று அறுவை சிகிச்சைக்குப் பிறகு குணமடைய, நீங்கள் சில நாட்கள் மருத்துவமனையில் தங்கி இருக்கவேண்டும். உங்கள் உடல் புதிதாக மாற்றப்பட்ட சிறுநீரகத்தை ஏற்றுக்கொள்ளவும், நிராகரிப்பதைத் தடுக்கவும் உங்களுக்கு மருந்துகள் கொடுக்கப்படும். ஆரம்ப நிலை கவனிப்பு மற்றும் கண்காணிப்பு மிகவும் நல்லது. படிப்படியாக உங்கள் இரத்தத்திலிருந்து கிரியாடினின் குறையத் தொடங்குகின்றது. ஆனால் அறுவை சிகிச்சையிலிருந்து முழுமையாக குணமடைய, பல வாரங்கள் அல்லது மாதங்கள் ஆகலாம் என்பதைப் புரிந்து கொள்ளவேண்டும்.

குறிப்பு: இந்த தகவல்கள் பயனுள்ளதாக இருந்தது என்று நினைக்கிறோம். சிறுநீரக மாற்று அறுவை சிகிச்சை பற்றி வேறு ஏதேனும் கேள்விகள் இருந்தால், தயவுசெய்து எங்களைத் தொடர்பு கொள்ளத் தயங்காதீர்கள்.

9.9 இறந்த பிறகு யாராவது சிறுநீரகத்தை தானம் செய்ய முடியுமா?

முடியும். இறந்த பிறகு சிறுநீரகத்தை தானம் செய்யலாம். இது இறந்த பின் தானம் தருபவர் சிறுநீரக மாற்று அறுவை சிகிச்சை(*Cadaver Transplant*) என்று அழைக்கப்படுகிறது. இறந்த நன்கொடையாளர்களின் சிறுநீரகங்கள், சிறுநீரக மாற்று அறுவை சிகிச்சைக்காகக் காத்திருக்கும் நோயாளிகளுக்கு ஒரு மதிப்புமிக்க உயிர்காக்கும் வரப்பிரசாதமாகும்.

ஒருவர் இறந்தால் அவர்களின் உறுப்புகள் மற்றவர்களின் உயிரைக் காப்பாற்ற உதவும். இறந்த பிறகு தானம் செய்யக்கூடிய உறுப்புகளில் சிறுநீரகம் முக்கியமான ஒன்று. சிறுநீரக தானம் செய்பவராக இருப்பதற்கு ஒரு நபர் சில நிபந்தனைகளைப் பூர்த்தி செய்யவேண்டும். அவர்கள் நல்ல ஆரோக்கியத்துடன் இருந்திருக்கவேண்டும் இல்லையென்றால் அவர் தானம் செய்யும் சிறுநீரகம் மாற்று அறுவை சிகிச்சையைப் பெறுபவருக்கு பாதுகாப்பற்றதாக இருக்கும். இறந்த நன்கொடையாளர் ஆவதற்கு உங்களுக்கு விருப்பம் இருந்தால், உங்கள் ஓட்டுநர் உரிமம், மாநில அடையாள அட்டையில் அல்லது உங்கள் மாநில உறுப்பு தானம் பதிவேட்டில் உங்கள் விருப்பத்தைப் பதிவு செய்து கொள்ளலாம். உங்கள் மரணத்திற்குப் பிறகு, உங்கள் உறுப்புகளை தானம் செய்ய முடிவெடுக்கும் பொறுப்பை உங்கள் குடும்பத்தினருடனும், அன்பானவர்களுடனும் விவாதிப்பதும் மிக முக்கியம்.

9.10 சிறுநீரக நிராகரிப்பு என்றால் என்ன?

சிறுநீரக நிராகரிப்பு என்பது சிறுநீரக மாற்று சிகிச்சை செய்யப்பட்ட ஒருவரின் நோயெதிர்ப்பு மண்டலமானது, மாற்றப்பட்ட சிறுநீரகத்தை இது அந்நிய உறுப்பு என அடையாளம் கண்டு, அதைத் தாக்க முயற்சிக்கின்ற ஒரு நிலையாகும். இது நோய் மற்றும் தொற்றுக்கு எதிராக நமது உடலிலிருக்கும் இயற்கையான பாதுகாப்பாகும். இது பாக்டீரியா மற்றும் வைரஸ்கள் போன்ற அந்நிய அச்சுருத்திகளை அடையாளம் கண்டு தாக்குவதன் மூலம் உடலை தீங்கிலிருந்து பாதுகாக்கின்றது. ஆகவே ஒரு நபர் சிறுநீரக மாற்று சிகிச்சையின் மூலம் புதிய சிறுநீரகத்தைப் பெறும்போது,

அவரது நோயெதிர்ப்பு அமைப்பு இந்த மாற்று சிறுநீரகத்தையும் அந்நியமாக அடையாளம் கண்டு அதை அழிக்க முயற்சி செய்யும். இது புதிய சிறுநீரகத்தின் நிராகரிப்புக்கு வழிவகுக்கும். சிறுநீரகம் தானமாகக் கொடுத்தவர், சிறுநீரகம் பெறுநருடன் பொருத்தமான நெருக்கமான உறவினாயிருந்தாலும் இது நிகழலாம். ஆகவே சிறுநீரக நிராகரிப்பு என்பது சிறுநீரக மாற்று சிகிச்சையின் பின் ஏற்படும் மோசமான பின் விளைவாகும். இது உடனடியாக கவனிக்கப்பட்டு அதற்கான சிகிச்சையளிக்கப்படாவிட்டால், உயிருக்கு ஆபத்தாகிவிடும். இதைத் தடுப்பதற்குப் பல பாதுகாப்பான மருந்துகள் உள்ளன

9.11 சிறுநீரக மாற்று அறுவை சிகிச்சைக்குப் பிறகு, தானமாகப் பெறப்பட்ட சிறுநீரகத்தை, நோயாளி நிராகரிப்பதைத் தடுக்க என்ன மருந்துகளை உட்கொள்ளவேண்டும்?

சிறுநீரக மாற்று அறுவை சிகிச்சைக்குப் பிறகு, இடமாற்றப்பட்ட உறுப்பு நிராகரிக்கப்படுவதைத் தடுக்க, நோயாளி சில மருந்துகளை எடுத்துக்கொள்வது முக்கியம். இம்யூனோசப்ரஸன்ட்ஸ் எனப்படும் இந்த மருந்துகள், நோயெதிர்ப்பு மண்டலத்தை அடக்கி, இடமாற்றம் செய்யப்பட்ட உறுப்பைத் தாக்காமல், தடுக்க உதவும். சிறுநீரக மாற்று அறுவை சிகிச்சைக்குப் பிறகு பயன்படுத்தப்படும் சில பொதுவான நோயெதிர்ப்புத் தடுப்பு மருந்துகள் பின்வருமாறு:

* ப்ரெட்னிசோன்

* மைக்கோபெனோலேட் மொபெடில்

* டாக்ரோலிமஸ்

* சிரோலிமஸ்

* சைக்ளோஸ்போரின்

* அசாதியோபிரின்

சிறுநீரக மாற்று அறுவை செய்து கொண்டவர், இந்த மருந்துகளை தங்கள் மருத்துவர் ஆலோசனைப்படி, ஒழுங்காக எடுத்துக் கொள்வது மிகவும் முக்கியம். ஏனெனில், அவ்வாறு செய்யாவிட்டால் அது மாற்று சிறுநீரகத்தை நிராகரிக்கும் அபாயத்தை அதிகரிக்கும். மாற்று அறுவை சிகிச்சையின் வகை மற்றும் நோயாளியின் தனிப்பட்ட தேவைகளின் அடிப்படையில், இந்த மருந்துகள் சிறுநீரக மருத்துவரால் பரிந்துரைக்கப்படும்.

9.12 சிறுநீரக மாற்று அறுவை சிகிச்சைக்குப் பிறகு என்னென்ன முன்னெச்சரிக்கைகள் பின்பற்றப்பட வேண்டும்?

சிறுநீரக மாற்று அறுவை சிகிச்சை என்பது ஒரு பெரிய அறுவை சிகிச்சை முறையாகும். இந்த சிறுநீரக மாற்று அறுவை சிகிச்சையின் வெற்றியை பாதுகாத்துக் கொள்ள, கவனமாகக் கண்காணித்து ஆலோசனைகளைப் பின்பற்றுவது அவசியமாகின்றது. சிறுநீரக மாற்று அறுவை சிகிச்சைக்குப் பிறகு நீங்கள் பின்பற்ற வேண்டிய சில முன்னெச்சரிக்கைகள் இதோ:

1. பரிந்துரைக்கப்பட்டபடி உங்கள் மருந்துகளை எடுத்துக் கொள்ளுங்கள்: மாற்று சிறுநீரகம் நிராகரிக்கப்படுவதைத் தடுக்க, உங்கள் மருத்துவர் பரிந்துரைத்த மருந்துகளைத் தொடர்ந்து எடுத்துக்கொள்வது மிகவும் அவசியம்.

2. ஆரோக்கியமான வாழ்க்கை முறையைப் பின்பற்றுங்கள் : உங்கள் மாற்று சிறுநீரகத்தை ஆரோக்கியமாக வைத்திருக்க, ஆரோக்கியான உணவை உண்ணுதல், தவறாமல் உடற்பயிற்சி செய்வது மட்டுமல்ல, புகைபிடித்தல், மது அருந்துவது ஆகியவற்றைத் தவிர்ப்பதும் முக்கியம்.

3. உங்கள் சுகாதாரக் குழுவின் ஆலோசனையைப் பின்பற்றுங்கள்: சிறுநீரகத்தின் ஆரோக்கியத்தைக் கண்காணிக்கவும், உங்கள் மருந்து முறைகளில் தேவையான மாற்றங்களைச் செய்யவும், உங்கள் மாற்று அறுவை சிகிச்சைக் குழுவுடன், சீரான இடைவெளியில் ஆலோசனை பெறுவது மிக நல்லது.

4. உங்கள் மாற்று சிறுநீரகத்தைப் பாதுகாத்துக்கொள்ளுங்கள்: உங்கள் மாற்று சிறுநீரகத்தைச் சேதப்படுத்தக்கூடிய நெருங்கி விளையாடுகின்ற விளையாட்டுகள், வயிற்றில் காயத்தை ஏற்படுத்தக்கூடிய செயல்பாடுகள் போன்ற செயல்களைத் தவிர்ப்பது முக்கியம்.

5. தடுப்பூசி போடுங்கள்: உங்கள் மாற்று சிறுநீரகத்தைப் பாதுகாக்க, காய்ச்சல் மற்றும் நிமோனியா நோய் போன்ற தொற்று நோய்களுக்கு எதிராக தடுப்பூசி போடுவது முக்கியம்.

6. உடலின் நீர்ச்சத்தை பாதுகாத்துக் கொள்ளுங்கள்:

உங்கள் உடலின் அனைத்து மண்டலங்களையும் சுத்தப்படுத்தவும், உங்கள் மாற்று சிறுநீரகத்தை சரியாகச் செயல்பட வைக்கவும் நிறைய திரவங்களை குடிப்பது முக்கியம்.

7. **சில மருந்துகளைத் தவிர்க்கவும்:** ஸ்டெராய்ட்இல்லா வலி மருந்துகள் (*NSAID*) மற்றும் சில மூலிகை சத்துக்கள் போன்ற மருந்துகள், உங்கள் மருந்துகளின் செயல்பாட்டில் தலையிடலாம். மேலும்; உங்கள் சிறுநீரகத்தையும் சேதப்படுத்தலாம். உங்கள் மாற்று அறுவை சிகிச்சை குழுவுடன் நீங்கள் புதிதாக எடுத்துக்கொண்டிருக்கும் மருந்துகள் அல்லது சத்துக்கள் பற்றி விவாதிப்பது மிக முக்கியம்.

8. **தொற்று ஏற்படும் சூழ்நிலைகளைத் தவிருங்கள்:**

நீங்கள் நோய் எதிர்ப்பு சக்தியை கட்டுப்படுத்தும் மருந்துகள் சாப்பிடுவதால், கிருமிகளின் தொற்று ஏற்படுவதற்கு வாய்ப்பு அதிகமாகின்றது. ஆகவே அதிகமான கூட்டம் கூடும் இடங்கள், நிகழ்சிகள், பொதுக்கூடுகைகள் மற்றும் காற்றோட்டமில்லாத இடங்கள் ஆகியவற்றைத் தவிர்ப்பது நல்லது.

9.13 சிறுநீரக மாற்று அறுவை சிகிச்சை தோல்விடைந்தால் என்ன நடக்கும்?

சிறுநீரக மாற்று அறுவை சிகிச்சை தோல்வியுற்றால், மாற்றப்பட்ட சிறுநீரகம் சரியாக செயல்படவில்லை என்று அர்த்தம்.ஆகவே நோயாளிக்கு மீண்டும் டயாலிஸிஸ் சிகிச்சை செய்யப்படவேண்டும் அல்லது, மற்றொரு மாற்று சிறுநீரகத்தைப் பெறவேண்டும். சிறுநீரக மாற்று அறுவை சிகிச்சை தோல்விடைவதற்குப் பல காரணங்கள் உள்ளன. நோயெதிர்ப்பு மண்டலத்தின் மூலம் மாற்றப்பட்ட சிறுநீரகம் நிராகரிக்கப்படுதல், சிறுநீரகம் பெற்றுக்கொண்டவருக்கு கிருமித் தொற்று அல்லது சிறுநீரகத்திற்கு செல்லும் இரத்தக் குழாயில் தடைகள் ஏற்படுதல் ஆகியவை இதில் அடங்கும்.

சிறுநீரக மாற்று அறுவை சிகிச்சை தோல்வியடைந்தால், நோயாளிக்கு பொதுவாக சோர்வு, பலவீனம் மற்றும் இரத்த அழுத்தம் அதிகரிப்பு போன்ற அறிகுறிகளும் ஏற்படும். அத்துடன் சிறுநீரக செயலிழப்பினால் ஏற்படுகின்ற அறிகுறிகளான திரவநிலை அதிகரிப்பு, எலக்ட்ரோலைட் அளவில் ஏற்றத்தாழ்வுகள் மற்றும் இரத்தத்தில் கழிவுகள் அதிகரித்தல் போன்றவற்றினால் ஏற்படும் அறிகுறிகள் ஏற்படும். சில சந்தர்ப்பங்களில், சிறுநீரக மாற்று அறுவை மூலம் பெற்றுக்கொண்ட சிறுநீரகம் சரியாக வேலை செய்யவில்லை என்றால், அல்லது அது தீவிர சிக்கல்களை ஏற்படுத்தினால் அதை அகற்ற வேண்டிய நிலை கூட ஏற்படலாம்.

9.14   மூளை மரணம் என்றால் என்ன?

மூளை மரணம் என்பது மூளை தனது அனைத்து செயல்பாட்டினையும் இழந்து, முழுமையாக மற்றும் மீளமுடியாத நிலையிலிருப்பதை விவரிக்கப் பயன்படும் வார்த்தையாகும். பல நாடுகளில் இது மரணத்திற்கான சட்ட வரையறையாகக் கருதப்படுகிறது. ஒரு நபர் மூளைச்சாவு அடைந்துவிட்டாதாக அறிவிக்கப்பட்டால், உயிர்காக்கும் இயந்திரங்களின் உதவியுடன் கூட அவரது மூளை மீண்டும் செயல்பட முடியாத அளவுக்கு கடுமையான பாதிப்பை சந்தித்துள்ளது என்று அர்த்தம். மூளை மரணம் என்பது கோமாவில் இருந்து வேறுபட்டது. ஏனெனில் கோமாவில் இருப்பவருக்கு மூளை செயல்பாடு இருப்பதற்கான வாய்ப்புகள் உள்ளது. அதே சமயம் மூளைச் சாவு அடைந்தவருக்கு மூளையின் செயல்பாடே முற்றிலுமாக இல்லை. மூளை மரணம் என்பது இருதயத்துடிப்பு நிற்பதினால் ஏற்படும் இருதய மரணத்திலிருந்து மாறுபட்டது.

9.15   மூளை இறப்பதற்கான பொதுவான காரணங்கள் யாவை?

மூளை மரணம் என்பது மூளை செயல்படாமல் நிரந்தரமாக வேலை செய்வதை நிறுத்தும்போது ஏற்படும் ஒரு மருத்துவ நிலை. இது பல விஷயங்களால் ஏற்படலாம்.

1. **விபத்தினால் ஏற்படும் மூளைக் காயம்:** இது தலையில் ஏற்படும் அடி, ஒரு சாலைவிபத்து அல்லது கீழே விழுவதினால் ஏற்படலாம்.

2. **பக்கவாதம்:** மூளைக்கு இரத்த ஓட்டம் துண்டிக்கப்படும்போது இந்நிலை ஏற்படுகிறது. இதனால் மூளை செல்கள் இறந்துபோகின்றன.

3. **மூளை இரத்தக்குழாய் வீக்கம்:** இது மூளையில் உள்ள வீங்கிய இரத்தக்குழாயில் உள்ள பலவீனமான இடமாகும். இது சில சந்தர்ப்பங்களில் வெடித்து, மூளையில் இரத்தப்போக்கு ஏற்படுகிறது.

4. **மூளைக்கட்டிகள்:** இவை மூளையில் வீக்கம் அல்லது அழுத்தத்தை ஏற்படுத்தி, மூளை மரணத்திற்கு வழிவகுக்கும்.

5. **நோய்த்தொற்றுகள்:** மூளைக்காய்ச்சல் அல்லது மூளையழற்சி போன்ற கடுமையான நோய்த்தொற்றுகள், மூளையில் வீக்கத்தை ஏற்படுத்தி, மூளை மரணத்திற்கு காரணமாகலாம்.

6. **இருதயம் நின்றுபோதல்:** இதயம் துடிப்பது நின்றுவிட்டால், மூளைக்கு ஆக்ஸிஜன் கிடைக்காமல் போனால் மூளை மரணம் ஏற்படும்.

7. **அளவுக்கதிமான போதைப்பொருள்:** சில போதை மருந்துகள் மூளை பாதிப்பை ஏற்படுத்தலாம் அல்லது மூளை சரியாக செயல்படாமல் தடுத்து, மூளை மரணத்திற்கு வழிவகுக்கலாம்.

8. **நீரில் மூழ்குதல்:** ஒருவர் நீரில் மூழ்கும் போது, மூளைக்கு நீண்ட நேரத்திற்கு ஆக்ஸிஜன் செல்லாமல் இருக்கின்றதால், மூளை மரணம் ஏற்படுகின்ற வாய்ப்பு உள்ளது.

9.16 சிறுநீரகம் கொடுப்பவரின் குடும்பத்திற்கு ஏதேனும் பணம் கொடுக்கப்படுகின்றதா?

உறுப்பு தானம் செய்பவர்களுக்கோ அல்லது அவர்களது குடும்பத்தினருக்கோ பணம் கொடுப்பது பொதுவாக ஏற்றுக் கொள்ளப்படுவதில்லை. உலக சுகாதார அமைப்பு மற்றும் பெரும்பாலான நாடுகள், உறுப்பு தானம் தானாக முன்வந்து, எந்த வித பணபரிமாற்றமும் இல்லாமல் செய்யப்படுவதை உறுதி செய்வதற்கான சட்டங்களையும், கொள்கைகளையும் ஏற்படுத்தியுள்ளன. இந்தச் சட்டங்கள் மற்றும் கொள்கையின் குறிக்கோள், பணபரிமாற்றத்தைத் தடுப்பதும், சிறுநீரக தானம் செய்வது நேர்மையானது மற்றும் நியாயமானது என்பதை உறுதிசெய்வதுமாகும்.

உறுப்பு தானம் என்பது மற்றவர்களின் உயிரைக் காப்பாற்றக்கூடிய ஒரு மனப்பூர்வமான செயலாகும். இது பொதுவாக கஷ்டப்படுகின்ற மற்றவர்களுக்கு உதவவேண்டும் என்ற நல்லெண்ணத்தினால் செய்யப்படுகிறது என்பதைக் கவனத்தில் கொள்ள வேண்டும். சில சமயங்களில், பயணம் மற்றும் தங்குமிடங்கள் போன்ற செலவுகள் வாழும் சிறுநீரக தானம் செய்பவர்களுக்கு செய்யப்படலாம். ஆனால் இது பணம் கொடுப்பதற்குச் சமமானதல்ல.

9.17 எந்த இரத்த வகையைச் சார்ந்தவர்கள் யாருக்கு சிறுநீரக தானம் செய்யலாம்?

எந்த இரத்த வகையைச் சார்ந்தவராக நீங்கள் இருந்தாலும், சிறுநீரக தானம் செய்யலாம். ஆனால் நீங்கள் யாருக்கு தானமாகக் கொடுக்கிறீர்களோ, அவரும் அதே இரத்த வகையைச் சார்ந்தவராகவோ

அல்லது ஒத்துக்கொள்ளக்கூடிய வேறு இரத்த வகையைச் சேர்ந்தவராகவோ இருக்கவேண்டும். இது மிகவும் அவசியமான ஒரு நிலைப்பாடு ஆகும்.

சிறிய அட்டவணை இதே:

சிறுநீரகம் பெறுபவரின் இரத்தவகை	சிறுநீரகம் தருபவரின் இரத்த வகை
O வகை	O வகை
A வகை	A அல்லது O வகை
B வகை	B வகை O வகை
A B வகை	A, B, AB, அல்லது O வகை

அட்டவணையைப் பார்த்தால், O இரத்த வகையானவர்கள் யாருக்கு வேண்டுமானாலும் சிறுநீரகம் தானம் செய்யலாம் என்பது தெளிவாகும். A B இரத்தவகை உள்ளவர், எந்த இரத்தவகை உள்ளவர்களிடம் இருந்தும் சிறுநீரகத்தைப் பெற்றுக் கொள்ளலாம்

9.18 முன்கூட்டி சிறுநீரக மாற்று அறுவை சிகிச்சை என்றால் என்ன?

பொதுவாக டயாலிஸிஸ் சிகிச்சை ஆரம்பித்த பின்பே சிறுநீரக மாற்று அறுவை சிகிச்சை பற்றி திட்டமிடப்படுகின்றது. சில சமயங்களில் ஆரோக்கியமான உடல்நலம் இருக்குமேயானால், சிலருக்கு டயாலிஸிஸ் சிகிச்சை ஆரம்பிக்காமலேயே சிறுநீரக மாற்று அறுவை சிகிச்சை செய்யவும் வழியிருக்கின்றது. இதனை "முன்கூட்டி சிறுநீரக மாற்று அறுவை சிகிச்சை" என்கிறோம்.

9.19 இணைந்த (Paired) சிறுநீரக தானம் என்றால் என்ன?

ஒருவரிடமிருந்து அவருடைய சிறுநீரகத்தைத் தானமாக பெற்றுக்கொள்பவர் வேறு இரத்த வகையைச் சேர்ந்தவராக இருக்கும்போது, இதே போன்ற பிரச்சனையில் இருக்கின்ற தானம் கொடுப்பவர் - தானம் பெறுபவர் இணையிலிருந்து, சிறுநீரகத்தை மாற்றிப் பெற்றுக் கொள்ளலாம். இதைத்தான் இணைந்த சிறுநீரக தானம் என்கிறோம்.

கீழேயுள்ள படம் அதனைக் காட்டுகின்றது.

இணைந்த சிறுநீரக தானம்

இணை 1:-   ஒவ்வாது

இரத்தவகை   இரத்தவகை

B+   *A+*

தானம் தருபவர்- 1   தானம் பெறுபவர்- 1

இணை 2

இரத்தவகை   இரத்தவகை

A+   *B+*

தானம் தருபவர் - 2   தானம் பெறுபவர் – 2

இதனை ஒத்துக்கொள்ளாத இணையிலிருந்து மற்றொரு இணைக்கு சிறுநீரகத்தை மாற்றிக் கொள்வது எனலாம். இதனை இணைகளுக்கிடையேயான 'பண்டகமாற்றம்' *(Exchange)* எனலாம். எண்-1 சிறுநீரக கொடையாளர், எண் - 2 ன் சிறுநீரகப் பெறுபவருக்கு சிறுநீரகத்தானம் கொடுக்கின்ற முறைதான் இது.

9.20 சிறுநீரக மாற்று அறுவை சிகிச்சை செய்தவர்கள் எவ்வளவு காலத்திற்கு எதிர்ப்புச் சக்திக் கட்டுப்படுத்தும் மருந்துகள் சாப்பிடவேண்டும்?

சிறுநீரகம் எதிர்ப்பு சக்திக்கு உள்ளாகாமல் இருப்பதற்காக இந்த மாத்திரைகளை ஆயுட்காலம் முழுவதும் சாப்பிடவேண்டும். மாத்திரைகளின் அளவு குறைக்கப்படலாம், ஆனால் நிறுத்திவிடக்கூடாது.

10. நெப்ரோடிக் சிண்ட்ரோம்

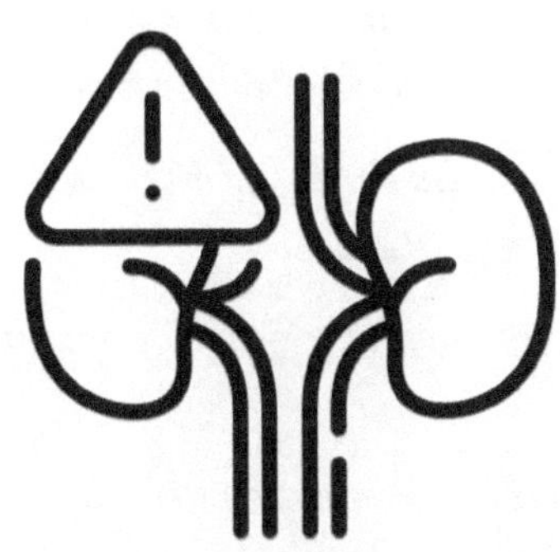

10.1 நெப்ரோடிக் சிண்ட்ரோம் என்றால் என்ன?

நெப்ரோடிக் சிண்ட்ரோம் என்பது ஒருவகை சிறுநீரகக் கோளாறு ஆகும். இது உங்கள் சிறுநீரில், அதிக புரதம் வெளியாகின்ற ஒரு பாதிப்பு ஆகும். நெப்ரோடிக் சிண்ட்ரோம் பொதுவாக உங்கள் சிறுநீரகத்தில் உள்ள இரத்தத்திலிருந்து கழிவுகள் மற்றும் அதிகப்படியான தண்ணீரை வடிகட்டுகின்ற சிறிய இரத்த நாளங்களின் கொத்துக்கள் சேதமடைவதால் ஏற்படுகிறது. சிறுநீரில் இந்த புரதம் வெளியாவதால், உடலில் வீக்கத்தை ஏற்படுத்துகிறது. குறிப்பாக உங்கள் கால்கள் மற்றும் கணுக்கால் மற்றும் முகம் வீங்கக்கூடும். இதனால் பல்வேறு உடல் நலக்கேடுகள் வரலாம்.

10.2 நெப்ரோடிக் சிண்ட்ரோம் எதனால் ஏற்படுகிறது?

நெப்ரோடிக் சிண்ட்ரோம் ஒரு குறிப்பிட்ட காரணத்தால் ஏற்படுகின்ற சிறுநீரக நோய் அல்ல. சிறுநீரக வடிகட்டி அலகுகள் (Glomerulus) சேதப்படுத்தி, புரதத்தை அதிகமாக சிறுநீரில் வெளியேற்றுகின்ற எந்த பாதிப்பினாலும் இந்த வியாதி ஏற்படலாம். நெப்ரிடிஸ் மற்றும் நெப்ரோடிக் நோய்க்குறியை ஏற்படுத்தும் சில நோய்கள் சிறுநீரகத்தை மட்டுமே பாதிக்கின்றன. நீரிழிவு மற்றும் லூபஸ் போன்ற பொதுவான பாதிப்புகள் நெப்ரோடிக் நோய்க்குறியை ஏற்படுத்துவதுமல்ல, அதோடு நோயின்

தாக்கமாக உடலின் மற்ற பகுதிகளையும் பாதிக்கின்றன. சில மருந்துகளின் பக்கவிளைவாகவும், சிலவகை மலேரியா தொற்றுக்களினாலும் கூட இது ஏற்பட வாய்ப்புண்டு.

10.3 நெப்ரோடிக் நோயில் காணப்படும் முக்கியமான அறிகுறிகள் யாவை?

நெப்ரோடிக் நோய்க்குறியின் அறிகுறிகள் பின்வருமாறு:

* உடலில் வீக்கம்: குறிப்பாக உங்கள் கண்களைச் சுற்றிலும், உங்கள் கணுக்கால் மற்றும் பாதங்களில் வீக்கம்

* சிறுநீரில் நுரை: உங்கள் சிறுநீரில் அதிகப்படியான புரதத்தின் விளைவாக நுரை ஏற்படலாம்

* திரவம் நிலை அதிகரிப்பு: இதன் காரணமாக எடை அதிகரிப்பு ஏற்படுகிறது

* சோர்வு மற்றும் பசியின்மை ஏற்படுதல்

10.4 நெப்ரோடிக் சிண்ட்ரோம் வியாதியை குணப்படுத்த முடியுமா?

நெப்ரோடிக் நோய்க்குறி பொதுவாக சிகிச்சை மூலம் குணப்படுத்தக்கூடியது. ஆனால் சிகிச்சையானது. காரணத்தைப் பொறுத்து மாறுபடும். சிறுநீரில் புரதம் இழப்பதை நிறுத்துவதும், உடலில் இருந்து வெளியேறும் சிறுநீரின் அளவை அதிகரிப்பதும், சிகிச்சையின் முக்கியமான குறிக்கோள்கள் ஆகும்.

10.5 நெப்ரோடிக் சிண்ட்ரோம் மரபணு சார்ந்ததா?

நெப்ரோடிக் சிண்ட்ரோம் என்பது சிறுநீரக இரத்தநாளக் கொத்துக்கள் சேதமடைந்து, இரத்தத்தில் இருந்து அதிகப்படியான புரதங்களை வடிகட்ட முடியாமல் போகும் போது ஏற்படும் ஒரு சிறுநீரகக் கோளாறு ஆகும். சிறுநீரில் புரதங்கள் அதிகமாக வெளியேறுவது, (புரோடினூரியா) இரத்தத்தில் புரதங்களின் அளவு குறைந்து போவதற்கு (ஹைபோ அல்புமினீமியா) வழிவகுக்கும். நெப்ரோடிக் சிண்ட்ரோம் பாதிப்பின்போது, உடலில் வீக்கம், சிலருக்கு அதிக இரத்த அழுத்தம், தொற்றுநோய்க்கான ஆபத்து அல்லது சில வேளைகளில் சிறுநீரக வேலைத் திறனில் பாதிப்பு ஆகியவற்றையையும் ஏற்படுத்தும்.

சில சந்தர்ப்பங்களில், மரபணு சார்ந்த பிறவி நெப்ரோடிக் சிண்ட்ரோமாகவும், ஸ்டிராய்ட் எதிர்ப்பு நெப்ரோடிக் சிண்ட்ரோமாகவும் மரபணு கோளாறுகளால் இது ஏற்படலாம். இந்த நிலைமைகள் ஒரு நபரின் பெற்றோரிடமிருந்து அனுப்பப்படும். குறிப்பிட்ட மரபணுக்களில் ஏற்படும் மாற்றங்களால் இவை ஏற்படலாம். மேலும் நெப்ரோடிக் சிண்ட்ரோம், தன்னுடல் தாக்கக் கோளாறுகள் (ஆட்டோ இம்யூன்) நோய்த்தொற்றுகள் அல்லது சில சந்தர்ப்பங்களில் இந்த நிலை நேரடியாக மரபுரிமை வியாதியாக இல்லாமல் மரபணுக்களில் ஏற்படும் தளர்வுகளின் காரணமாக சில நபர்களுக்கு ஏற்பட வாய்ப்புள்ளது.

நெப்ரோடிக் நோய்க்குறியின் அனைத்து நிகழ்வுகளும் பரம்பரையாக வருவது அல்ல என்பதை நாம் கவனத்தில் கொள்ளவேண்டும். நெப்ரோடிக் சிண்ட்ரோம் உருவாகும் அபாயத்தைப் பற்றி நீங்கள் கவலைப்பட்டால், உங்கள் மருத்துவ வரலாறு மற்றும் சிறுநீரகக் கோளாறுகள் குடும்பத்தில் இருக்கின்றனவா என்பதை உங்கள் மருத்துவரிடம் எடுத்துக்கூறி, கலந்தாலோசிப்பது மிகவும் நல்லது. அவர்கள் உங்களுக்கு அந்த பாதிப்பு வரவாய்ப்புள்ளதா என்பதைக் கண்டறியத் தேவையான பரிசோதனைகள் செய்து, அதற்கான தற்காப்பு நடவடிக்கைகளைப் பரிந்துரைக்கலாம்.

10.6 நெப்ரோடிக் நோய்க்குறிக்கான பரிசோதனைகள் என்ன?

✳ சிறுநீர் பகுப்பாய்வு

✳ சிறுநீரில் புரதச்சத்து

✳ 24-மணி சிறுநீர் புரதம் வெளியேறும் அளவு

✳ சிறுநீர் புரதம் - கிரியாட்டினின் விகிதம்

✳ இரத்தத்தில் புரதச்சத்து (ஆல்புமின்)

✳ இரத்தத்தில் கொலஸ்ட்ரால்

✳ ஏ.எஸ்.ஓ என்ற விகிதம் (*ASO Titre*)

✳ சிறுநீரக திசு பரிசோதனை (*Kidney Biopsy*)

10.7 நெப்ரோடிக் சிண்ட்ரோம் சிகிச்சை எவ்வளவு காலம் செய்யவேண்டியதிருக்கும்?

உங்கள் நெப்ரோடிக் நோய்க்குறியின் காரணத்தைப் பொறுத்து, உங்கள் சிறுநீரக மருத்துவர் இதனைத்திட்டமிடுவார். சிகிச்சையின் பலன் எப்படியிருக்கிறது என்பதைப் பொறுத்து இது மாறுபடும்.

10.8. **நெப்ரோடிக் நோய்க்குறியில் ஏற்படும் பிரச்சனைகள் என்ன?**

✳ உயர் இரத்த கொழுப்பு

✳ உயர் இரத்த அழுத்தம்

✳ கடுமையான சிறுநீரக காயம்

✳ நோய்த்தொற்றுகள்

✳ உடலில் வீக்கம்

10.9 **நெப்ரோடிக் நோய்க்குறியுடன் உள்ளவர்கள் சிகிச்சை பெறும்போது, எந்தெந்த உணவுகளைத் தவிர்க்க வேண்டும்?**

✳ பதப்படுத்தப்பட்ட உணவுகள்

✳ ஊறுகாய், சிப்ஸ், பாப்கார்ன் போன்ற அதிக உப்பான பொருட்கள்

✳ பதப்படுத்தப்பட்ட இறைச்சி வகை

✳ முழு கொழுப்பு, பால் பொருட்கள்

✳ சீஸ் போன்றவை

✳ எண்ணெயில் பொரித்த பொருட்கள்

10.10 **நெப்ரோடிக் நோய்க்குறிக்கான உணவு முறை என்ன?**

✳ நெப்ரோடிக் நோய்க்குறியில் குறைந்த உப்பு உள்ள உணவு பரிந்துரைக்கப்படுகிறது. இது திரவம் உடலில் அதிகமாகத் தங்கிவிடுவதைக் குறைக்கின்றது.

✳ உடலில் அதிக நீர் தங்கியிருந்தால், திரவ உட்கொள்ளலைக் குறைக்க ஆலோசனை தரப்படுகின்றது

✳ புரதச்சத்து சிறுநீரில் வெளியாவதால், இந்நோயாளிகளுக்கு உணவில் புரதசத்தை நன்றாகச் சேர்த்துக் கொள்ளுமாறு பரிந்துரைக்கப்படுகிறது.

11. பாலிசிஸ்டிக் சிறுநீரக நோய்

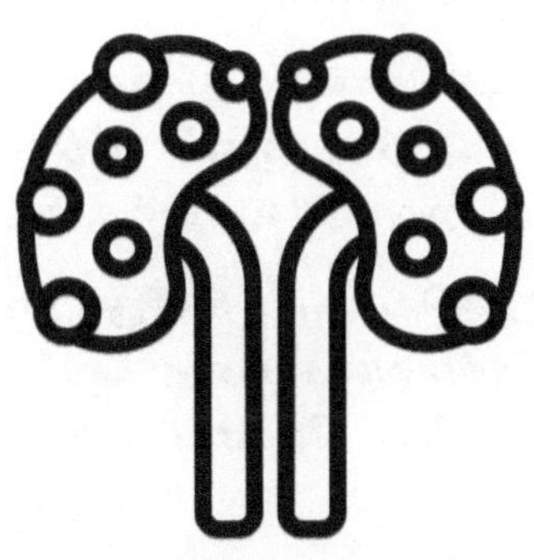

11.1 பாலிசிஸ்டிக் சிறுநீரக நோய் என்றால் என்ன?

பாலிஸிஸ்டிக் சிறுநீரக நோய் என்பது ஒரு பரம்பரைக் கோளாறு ஆகும். இதில் நீர்க்கட்டிகள் கொத்துகளாக முதன்மைத் தன்மையோடு, உங்கள் சிறுநீரகங்களுக்குள் உருவாகின்றன. அதனால் உங்கள் சிறுநீரகங்கள் காலப்போக்கில் பெரிதாகி, செயல்பாட்டை இழக்கின்ற வாய்ப்புள்ளது.

11.2 பாலிசிஸ்டிக் சிறுநீரக நோய் எதனால் ஏற்படுகிறது?

பாலிஸிஸ்டிக் சிறுநீரக நோய் குடும்பங்களில் வழிவழியாக பரவுகின்ற ஒரு கோளாறு ஆகும். இது மரபணுக்கள் மூலம் பெற்றோரிடமிருந்து குழந்தைகளுக்கு அனுப்பப்படுகின்ற ஒரு பரம்பரை பாதிப்பு ஆகும். சில சந்தர்ப்பங்களில், பாலிஸிஸ்டிக் சிறுநீரக நோய், பெற்றோரிடத்தில் இருந்து மரபணு மூலமாக வராமல், தானே புதிதாக உருவாகலாம்.

11.3 சிக்கலான பாலிஸிஸ்டிக் சிறுநீரக நோய் என்றால் என்ன?

பாலிஸிஸ்டிக் சிறுநீரக நோய் என்பது ஒரு பரம்பரை கோளாறு. அதில் நீர்க்கட்டிகளின் கொத்துக்கள் ஆரம்பத்திலிருந்தே உங்கள் சிறுநீரகங்களுக்குள் உருவாகின்றன. இதனால் உங்கள் சிறுநீரகங்கள்

காலப்போக்கில் பெரியதாகி, செயல்பாட்டை இழக்கின்ற ஆபத்து வருகின்றது. இது சிக்கலான பாலிஸிஸ்டிக் சிறுநீரக நோய் என்று அழைக்கப்படுகிறது.

11.4 பாலிஸிஸ்டிக் சிறுநீரக நோயின் இரண்டு வகைகள் யாவை?

பல்வேறு மரபணு குறைபாடுகளால் ஏற்படும் பாலிஸிஸ்டிக் சிறுநீரக நோயின் இரண்டு முக்கிய வகைகள்:

✱ **ஆட்டோசோமல் டாமினன்ட்** (ஆதிக்கம் செலுத்தும்) *பாலிஸிஸ்டிக் சிறுநீரக நோய் (ADPKD). இதன் அறிகுறிகளும், பாதிப்புகளும் பெரும்பாலும் 30 மற்றும் 40 வயதிற்குள் உருவாகின்றன.*

✱ **ஆட்டோசோமல் ரிசசிவ்** *(அடங்கியிருக்கும்) பாலிஸிஸ்டிக் சிறுநீரக நோய் (ARPKD). இந்த வகையானது, ஆட்டோசோமல் டாமினன்ட் பாலிஸிஸ்டிக் சிறுநீரக நோயை விட மிகவும் குறைவாகவே வருகின்றது.*

11. 5 பாலிஸிஸ்டிக் சிறுநீரக நோயிலிருந்து மீள முடியுமா?

✱ **ஆட்டோசோமல்** (ஆதிக்கம் செலுத்தம்) பாலிஸிஸ்டிக் சிறுநீரக நோய்க்கு எந்த சிகிச்சையும் இல்லை. மேலும் சிறுநீரகங்களில் நீர்க்கட்டிகள் உருவாவதை நிறுத்துவது சாத்தியமில்லை. ஆனால் இப்பொழுது நீர்க்கட்டிகளின் வளர்ச்சி விகிதத்தைக் குறைக்க, டோல்வாப்டான் போன்ற சில பயனுள்ள மருந்துகள் உள்ளன. இதன் மூலம் இந்த நீர்க்கட்டிகள் பெரியதாகின்ற வேகத்தைக் குறைக்கலாம். சிறுநீரக செயலிழப்பைக் குறைக்கவும் வாய்ப்பு உள்ளது.

11.6 ஆட்டோசோமால் டாமினன்ட் பாலிஸிஸ்டிக் சிறுநீரக நோயின் பொதுவான சிக்கல்கள் என்ன?

✱ சிறுநீரக நீர்க்கட்டியில் தொற்று

✱ இரத்தப்போக்கு அல்லது சிறுநீரக நீர்கட்டிகளின் வெடிப்பு

✱ சிறுநீர்பாதை நோய்தொற்று

✱ சிறுநீரகக்கற்கள் உருவாகுதல்

✱ நீர்க்கட்டி வளர்ச்சியடைந்து, சிறுநீரக செயல்பாடு குறைவது

11.7 பாலிஸிஸ்டிக் சிறுநீரக நோயுடன் சாதாரண வாழ்க்கை வாழ முடியுமா?

இந்த வியாதியால் பாதிக்கப்பட்டவருக்கு அளிக்கப்படும் சிகிச்சையின் முதன்மையான நோக்கம், நல்ல வாழ்க்கைத் தரத்தைப் பேணுவது மற்றும் நோயை கட்டுப்படுத்துவது ஆகும். சரியான உணவை உண்பது, உடல் ரீதியாக சுறுசுறுப்பாக இருப்பது, வலி ஏதும் இருந்தால் அதனை எவ்வாறு சமாளிப்பது என்பதைக் கற்றுக்கொள்வது மற்றும் உங்கள் மருத்துவ ஆலோசனைக் குழுவுடன் தொடர்பு கொண்டு, பயனுள்ள வழிகளைத் தெரிந்து கொள்ளுதல் ஆகியவை இந்த சிகிச்சை முறையில் அடங்கும்.

12. சிறுநீர் பாதை தொற்று

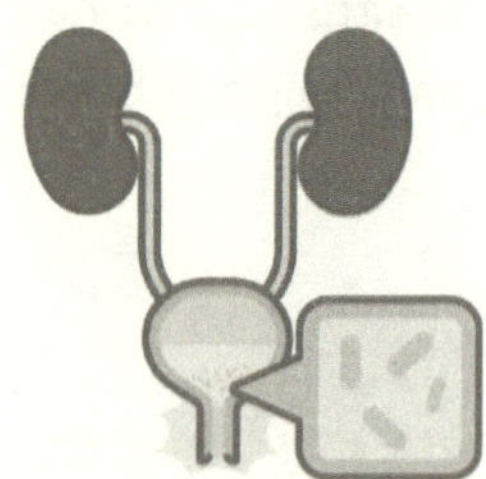

12.1 சிறுநீர் பாதை தொற்றின் முக்கிய காரணங்கள் என்ன?

சிறுநீர்ப் பாதை நோய்த்தொற்றுகள்(*UTIs*) பொதுவாக சிறுநீர்ப் பாதையில் நுழையும் பாக்டீரியாவால் ஏற்படுகிறது. உடலில் இருந்து சிறுநீர் வெளியேறும் சிறுநீர்க்குழாய் வழியாக, பாக்டீரியா நுழைகின்றது. ஆண்களைவிட பெண்களுக்கு சிறுநீர்க்குழாய் நீளம் குறைவாக உள்ளது. அதனால் பாக்டீரியாக்கள் சிறுநீர்ப்பை அல்லது சிறுநீரகத்தை அடைந்து தொற்றுநோயை ஏற்படுத்தும் ஆபத்து பெண்களுக்கு அதிகமாகின்றது. உடலில் தொற்று ஏற்பட்ட பகுதிகளிலிருந்து, இரத்தத்தின் மூலம் சிறுநீரகத்திற்கு இந்தத் தொற்று ஏற்படவும் வாய்ப்புள்ளது

12.2 சிறுநீர் பாதை நோய்த்தொற்றின் அறிகுறிகள் யாவை?

❋ சிறுநீர் கழிக்கும் சமயம் உறுத்துதல் இருப்பது

❋ சிறுநீர் கழிக்கும் போது எரிச்சல் ஏற்படுவது

❋ அடிக்கடி மற்றும் குறைவான அளவில் சிறுநீர் கழிப்பது

❋ சிறுநீர் கலங்கிக் காணப்படுவது

❋ சிவப்பு, இளஞ்சிவப்பு, அல்லது கோலா நிறத்தில் சிறுநீர் கழிப்பது (சிறுநீரில் இரத்தம் கலப்பின் அறிகுறிகள்)

❋ சிறுநீரில் அதிகமாக துர்நாற்றம் வீசுவது.

12.3 சிறுநீர் பாதை நோய்த் தொற்றுகளுக்கான சிறந்த சிகிச்சை முறை என்ன?

நுண்ணுயிர் எதிர்ப்பிகள் பொதுவாக சிறுநீர் பாதை நோய்த்தொற்றுகளுக்கு முதல் சிகிச்சையாகும். உங்கள் உடல்நலம் மற்றும் உங்கள் சிறுநீரில் காணப்படும் பாக்டீரியா வகையைப் பொறுத்து, மருந்துகள் பயன்படுத்தப்படுகிறது. அது, எவ்வளவு நாட்கள் எடுத்துக்கொள்ள வேண்டும் என்பதையும் தீர்மானிக்கிறது.

12.4 சிறுநீர்ப்பாதைத் தொற்று குணமாக எவ்வளவு நாட்கள் ஆகும்?

பெரும்பாலான சிறுநீர்ப்பாதைத் தொற்றுக்களை பூரணமாகக் குணப்படுத்த முடியும். சிறுநீர்ப்பை தொற்று அறிகுறிகள் பெரும்பாலும் சிகிச்சை தொடங்கிய 24 முதல் 48 மணி நேரத்திற்குள் மறைந்துவிடும். உங்களுக்கு சிறுநீரகத்திலே தொற்று இருந்தால், அறிகுறிகள் நீங்க 1 வாரம் அல்லது அதற்கு மேல் ஆகலாம்.

12.5 சிறுநீர்ப்பாதைத் தொற்றுக்கு 2 வாரங்கள் சிகிச்சை அளிக்காமல் இருந்தால் என்ன நடக்கும்?

சிகிச்சையளிக்கப்படாமல் விடப்பட்டால், சிறுநீர்ப்பாதை தொற்று நிஜமாக உடல் முழுவதும் பரவலாம். இப்படிப்பரவுவது தீவிரமானால், உயிருக்கு ஆபத்தாக முடியலாம். நீங்கள் சிறுநீர்ப்பை நோய்த்தொற்றுக்கு சிகிச்சையளிக்கவில்லை என்றால், அது சிறுநீரகத் தொற்றாக மாறி இரத்த ஓட்டத்தில் கலந்து தொற்றுநோயை தீவிரமாக்கக்கூடும் ஆகவே கவனம் தேவை.

12.6 உங்களுக்கு சிறுநீர்ப் பாதை தொற்று சிறுநீரகங்களுக்குப் பரவியிருப்பது எப்படித் தெரியும்?

சிறுநீரக நோய்த்தொற்றின் அறிகுறிகள் மூலம் அதை அறிந்துகொள்ளலாம். சிறுநீரக நோய்த்தொற்றின் அறிகுறிகள் தொற்றுவந்த சில மணிநேரங்களில் தோன்றலாம். உங்களுக்கு காய்ச்சல், நடுக்கம், உடல்நிலை சோர்வு ஏற்படலாம். உங்கள் முதுகில் அல்லது முதுகெலும்பின் பக்கவாட்டில் வலியை நீங்கள் உணரலாம். இதனால் உடல்நிலை சரியில்லாமல் போவதுடன், சிஸ்டைடிஸ் போன்ற சிறுநீர் பாதை நோய்த்தொற்றின் அறிகுறிகளும் உங்களுக்கு ஏற்படலாம்.

12.7 சிறுநீர் கழித்த பிறகு எரிச்சல் ஏற்பட்டால், அதை சரிசெய்வது எப்படி?

வலியோடு சிறுநீர் கழிப்பதால் ஏற்படும் அசௌகரியத்தைக் குறைக்க, பல சிகிச்சை முறைகள் உள்ளன. அதிக தண்ணீர் குடிப்பது, அல்லது வலியை நீக்குவதற்காக சிறுநீர்ப்பாதையின் உணர்ச்சியைக் குறைக்கக்கூடிய மருந்துகள் அல்லது மாத்திரைகளைப் பயன்படுத்தலாம். மற்ற சிறப்பு சிகிச்சைகளுக்கு பரிந்துரைக்கப்பட்ட மருந்துகள் தேவைப்படும்.

12.8 சிறுநீர் பாதைத் தொற்றுடன் இருக்கும் பொழுது என்ன செய்யக்கூடாது?

❋ சிறுநீர் பாதை தொற்று அறிகுறிகளை மோசமாக்கும் உணவுகள் மற்றும் பானங்களைத் தவிர்க்கவும்.

❋ உங்களுக்கு சிறுநீர் கழிக்கும் போது எரிச்சல் இருக்கும்போது, மருத்துவரிடம் செல்வதில் தாமதம் வேண்டாம்.

❋ பரிந்துரைக்கப்பட்ட நுண்ணுயிர் எதிர்ப்பிகளை குறிப்பிட்ட காலத்திற்கு முன்பே நிறுத்திவிடலாம் என்று நினைக்காதீர்கள்.

❋ தண்ணீர் குறைவாகக் குடிப்பதைத் தவிருங்கள்

❋ சிறுநீரில் கழிப்பதில் தாமதத்தைத் தவிர்க்கவும்.

12.9 சிறுநீர் பாதை தொற்றினை வெளியேற்ற எவ்வளவு தண்ணீர் குடிக்கவேண்டும்?

சிறுநீர் பாதை நோய்த்தொற்று (UTI) உள்ள நோயாளிகள், பொதுவாக ஒவ்வொரு நாளும் 6 முதல் 8 டம்ளர் (1.5 முதல் 2 லிட்டர்) தண்ணீரைக் குடிக்க அறிவுறுத்தப்படுகிறார்கள். இது சிறுநீர் மண்டலத்திலிருந்து, தொற்றுக்களை வெளியேற்ற உதவும். சிறுநீர் தெளிவாக இருக்கும் வரை மற்றும் நல்ல அழுத்தத்தோடு வெளியேறும் வரை, அதிக திரவங்களைக் குடிப்பதே குணம் பெறுவதற்கான சிறந்த வழி.

12.10 எனக்கு சிறுநீர் பாதை தொற்று இருக்கும்போது நான் என்ன சாப்பிடலாம்?

யோகர்ட், ஊறுகாய் போன்ற உணவுகளில் தொற்றுநோயை எதிர்த்துப் போராட உதவும் நல்ல பாக்டீரியாக்கள் இருக்கின்றன.

அவைகளை எடுத்துக்கொள்வது பயனளிக்கும். நார்ச்சத்து நிறைந்த வாழைப்பழம், பீன்ஸ், பருப்புவகைகள், கொட்டைகள், ஓட்ஸ் மற்றும் தானியங்கள் போன்ற உணவுகள் உங்கள் உடலில் உள்ள தீங்குவிளைவிக்கும் பாக்டீரியாக்களை அகற்ற உதவும்.

13. நெப்ராலஜி மற்றும் யூராலஜி இரண்டுக்கும் இடையேயுள்ள வேறுபாடு

13.1 நெப்ராலஜி மருத்துவர் மற்றும் யூராலஜி மருத்துவர் ஒரே மாதிரியானவர்களா?

இல்லை. மருத்துவப் பணியிலே அவர்கள் சிகிச்சைமுறைகள் வேறுபட்டது.

சிறுநீரக மருத்துவ சிகிச்சை நிபுணர் - நெப்ராலஜிஸ்ட் என்று அழைக்கப்படுகிறார்கள்.

சிறுநீரக அறுவை சிகிச்சை நிபுணர் - யூராலஜி என்று அழைக்கப்படுகிறார்கள்.

சிறுநீரக மருத்துவ சிகிச்சை நிபுணர்கள், குறிப்பாக சிறுநீரக செயல்பாட்டை ஆய்வு செய்து, சிறுநீரக செயல்பாட்டின் கோளாறுகளுக்கு சிகிச்சை அளிக்கின்றனர்.

சிறுநீரக அறுவை சிகிச்சை மருத்துவர்கள், சிறுநீர்குழாய், சிறுநீர்ப்பை போன்ற அமைப்புகளில் ஏற்படும் அடைப்புக் கோளாறுகளைச் சரி செய்பவர்கள்.

13.2 யூராலஜி மருத்துவர் சிறுநீரக நோய்க்கு சிகிச்சையளிக்க முடியுமா?

சிறுநீர்க்குழாய், சிறுநீர்ப்பை மற்றும் சிறுநீரகங்களை உள்ளடக்கிய சிறுநீர் பாதையின் அடைப்பு, கட்டி போன்ற நிலைமைகளுக்கு சிறுநீரக அறுவை சிகிச்சை அளிக்கின்றனர். அவர்கள் அறுவை சிகிச்சை மூலம் அடைப்புகளைச் சரி செய்யலாம். புற்றுநோய் பாதிப்புகளை அகற்றலாம்

மற்றும் சிறுநீரக கற்களை அகற்றலாம். இவற்றினைச் செய்வதின் மூலம் சிறுநீரகத்தின் செயல்பாட்டைச் சரிசெய்யலாம். சிறுநீரக தொற்று, புரதச்சத்து ஒழுக்கினால் ஏற்படும் நெப்ராடிக் நோய்க்குறி மற்றும் பல்வேறு காரணங்களினால் சிறுநீரகம் செயல் இழக்கின்ற நிலையேற்பட்டால், அதற்கு சிறுநீரக மருத்துவ நிபுணர் சிகிச்சை முறைகளை மேற்கொள்வார்.

14. யூராலஜி

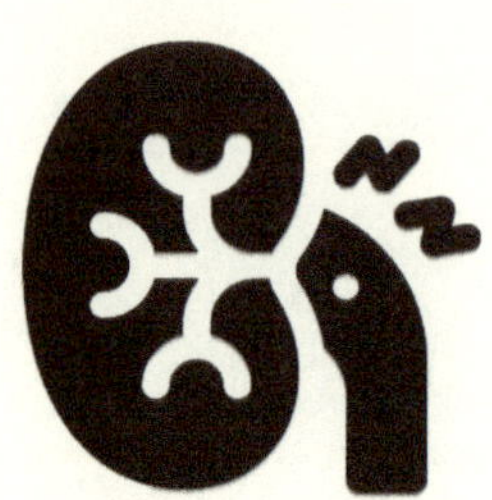

14.1 யூராலஜி என்றால் என்ன?

சிறுநீரகவியல் என்பது சிறுநீர் பாதை மற்றும் ஆண்களின் இனப்பெருக்க மண்டலத்தின் நோய்களில் கவனம் செலுத்தும் மருத்துவத் துறையாகும். இந்த சிறுநீரக அறுவை சிகிச்சை மருத்துவர்கள் சிறுநீர் பாதையின் பொதுவாக தடை ஏற்படுத்தும் நோய்களுக்குச் சிகிச்சை அளிக்கின்றனர்.

14.2 பொதுவான யூராலஜி பிரச்சனைகள் என்ன?

✳ சிறுநீர் ஒழுகும் நிலை

✳ சிறுநீர் பாதை தொற்று

✳ சிறுநீரகம் மற்றும் சிறுநீர்க்குழாயில் கற்கள்

✳ அதிகமாக இயங்கும் சிறுநீர்ப்பை

✳ இடுப்பு தசைத்தளம் செயலிழப்பு, இறக்கம்

✳ விறைப்பு குறைபாடு

✳ புரோஸ்டேட் பிரச்சனைகள்

✳ புரோஸ்டேட் புற்றுநோய்

✳ புரோஸ்டேட் தொற்றுகள்

14.3 இந்த சிறுநீரக பிரச்சனைகளின் அறிகுறிகள் என்ன?

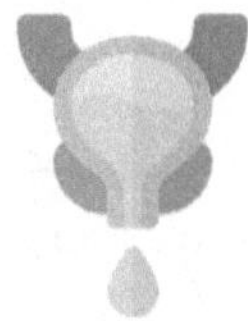

சிறுநீரில் இரத்தம்

முதுகு மற்றம் இடுப்பு
பகுதியில் வலி

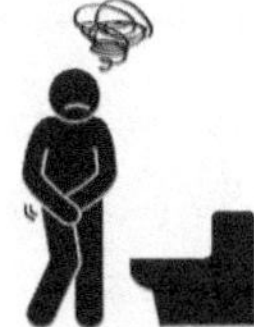

அடிக்கடி சிறுநீர் கழித்தல்

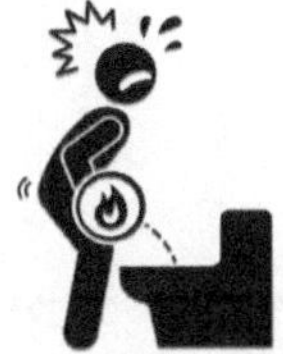

வலியுடன் சிறுநீர் கழித்தல்

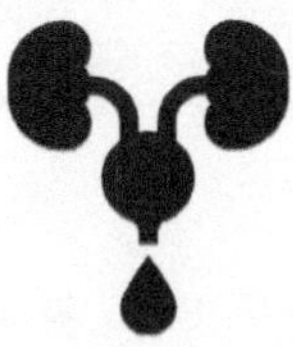

கட்டுப்பாடற்ற சிறுநீர் கசிவு ஏற்படுதல்

14.4 எனக்கு சிறுநீரக கற்கள் உள்ளதா என்பதை எப்படி அறிவது?

சிறுநீரக கற்களால் ஏற்படக்கூடிய அறிகுறிகள்:

✻ விலா எலும்புகளுக்குக் கீழ் பக்கத்திலும், பின்புறத்திலும் கடுமையான, கூர்மையான வலி ஏற்படுவது

✻ அடிவயிறு மற்றும் இடுப்புக்கு பரவும் வலி

✻ அலை அலையாக வந்து தீவிரத்தில் ஏற்ற இறக்கம் உள்ள ஏற்படும் வலி

✻ சிறுநீர் கழிக்கும் போது வலி, எரிச்சல்

✻ குமட்டல் மற்றும் வாந்தி வருதல்

✻ தொற்று இருந்தால் காய்ச்சல், மற்றும் குளிர், நடுக்கம் ஏற்படுதல்

✻ சிறுநீரில் இரத்தம் வெளியாகுதல்

14.5 சிறுநீரக கல்லினால் ஏற்படும் வலி எப்படி இருக்கும்?

பொதுவாக அடிவயிற்றில் ஒருபக்கத்தில் கூர்மையான வலி ஏற்படலாம்; மேலிருந்து கீழ் வயிற்றிற்கு இந்த வலி பரவலாம். சிறுநீர் கழிக்கும் போது எரிச்சல் அல்லது வலி ஏற்படலாம். சிறுநீர் முழுவதுமாக வெளியேராதது போன்ற உணர்வு ஏற்படலாம். வலி அதிகமாக வரும்போது, வாந்தி வரவும் வாய்ப்புள்ளது.

14.6 சிறுநீரக கற்களுக்கு முக்கியமான காரணங்கள் என்ன?

உங்கள் சிறுநீரில், திரவத்தில் கரைந்துபோவதற்கும் அதிகமான அளவில் கால்சியம் ஆக்சலேட் மற்றும் யூரிக் அமிலம் போன்ற படிகத்தை உருவாக்கும் பொருட்கள் இருக்கும்போது, சிறுநீரக கற்கள் உருவாகுகின்றன. அதே நேரத்தில், உங்கள் சிறுநீரில் படிகங்கள் ஒன்றாக ஒட்டிக்கொள்வதைத் தடுக்கும் சக்தி கொண்ட சில பொருட்கள் குறைவாக இருந்தாலும், சிறுநீரக கற்கள் உருவாகும் சூழலை உருவாக்குகிறது.

14.7 சிறுநீரக கற்களை வெளியேற்றுவதற்கு என்ன செய்யலாம்?

✻ **தண்ணீர் குடிப்பது:** ஒரு நாளைக்கு 2 முதல் 3 லிட்டர் வரை தண்ணீர் குடிப்பதால், உங்கள் சிறுநீரை நீர்த்துப்போகச் செய்து, கற்கள் உருவாவதைத் தடுக்கலாம். இது கல் வெளியேறுவதற்கும் உதவும்.

✻ **வலி நிவாரணிகள்:** ஒரு சிறிய கல் வெளியேறும்போது வலிபோன்ற சில அசௌகரியங்களை ஏற்படுத்தும். அப்போது வலி நிவாரணிகள் தேவைப்படும். இதுவும் கல் வெளியேறுவதற்கு உதவக்கூடியது.

✻ **மருத்துவ சிகிச்சை:** உங்கள் சிறுநீரகக் கல்லை வெளியேற்ற உதவும் மருந்துகளை, உங்கள் மருத்துவர் உங்களுக்குப் பரிந்துரைப்பார். அவற்றை சரியான முறையில் எடுத்துக்கொள்ள வேண்டும்.

14.8 சிறுநீரகக் கற்கள் உருவாவதற்கு பொதுவான காரணங்கள் என்ன?

சிறுநீரகக் கற்களில் மிகவும் பொதுவானது கால்சியம் ஆக்சலேட் கல் ஆகும். சிறுநீரகங்களில் உருவாகும் சிறுநீரில், சில உணவுகளின் துணைப் பொருளான ஆக்சலேட், கால்சியம் சத்துடன் இணையும் போது

பெரும்பாலான சிறுநீரகக் கற்கள் உருவாகின்றன. உடலில் போதுமான திரவங்கள் இல்லாதபோதும், அதிக உப்பு இருக்கும்போதும் ஆக்சலேட் மற்றும் கால்சியம் இரண்டும் இணைந்து, கல் உண்டாக வாய்ப்பு ஏற்படுகின்றது.

14.9 சிறுநீரகக் கற்களை உண்டாக்கக்கூடிய பானங்கள் என்ன?

கோலா வகையைச் சேர்ந்த செயற்கை பழ பஞ்ச் மற்றும் இனிப்பான தேநீர் ஆகியவை சிறுநீரக கற்களுக்கு காரணமாகக் கூடிய சில பானங்கள் ஆகும். ஏனென்றால் இந்த பானங்களில் அதிக அளவு பிரக்டோஸ் மற்றும் பாஸ்போரிக் அமிலம் உள்ளது. இவை சிறுநீரக கற்கள் உருவாவதில் பங்களிப்பதாக கூறப்படுகிறது.

14.10 நீர்ச்சத்துக் குறைவு சிறுநீரகக் கற்களை ஏற்படுத்துமா?

கல் உருவாகுதல், திரவ உட்கொள்ளல் பற்றாக்குறையுடன் நேரடியாக தொடர்புடையது. இது சிறுநீரகக்கல் உருவாவதற்கான பொதுவான காரணங்களில் ஒன்றாகும். குறைந்த திரவ உட்கொள்ளல், சிறுநீரின் அளவு குறைவதற்கு வழிவகுக்கிறது. இதன் விளைவாக சிறுநீர் செறிவூட்டப்பட்டு, அதனால் சிறுநீரக கற்கள் உருவாவதற்கு காரணமான தாதுக்களின் அளவு அதிகமாவதால், கற்கள் உருவாகும் நிலை ஏற்படுகின்றது.

14.11 என்னென்ன உணவுகள் சிறுநீரக கற்களை உண்டாகக்கூடும்?

✳ அதிக உப்பான உணவுகள்

✳ அதிக ஆக்சலேட் கொண்ட உணவுகள்

✳ விலங்கு புரதங்கள்

✳ சர்க்கரை சேர்க்கப்பட்ட பட்சணங்கள்

✳ மது வகைகள்

14.12 சிறுநீரகக் கற்கள் மீண்டும் வராமல் எவ்வாறு தடுக்கலாம்?

சில உணவுக் கட்டுப்பாடுகள் மற்றும் மாற்றங்களைப் பின்பற்றுவதன் மூலம், சிறுநீரகக் கற்கள் மீண்டும் வராமல் கூடுமானவரை தடுக்கலாம். அவற்றில் சில இதோ

* **போதுமான தண்ணீர் அருந்துதல்** - சிறுநீரகக் கற்களால் பாதிக்கப்பட்ட நோயாளிகள், 2.5 முதல் 3 லிட்டர் திரவங்களையும் அதிகமாகத் தண்ணீரையும் உட்கொள்ளவேண்டும்.

* **இளநீர்** - இது சிறுநீரக கற்களை சிறுநீர் மூலம் வெளியேற்றுவது மட்டுமின்றி, உடலில் நீர்ச்சத்து குறைந்துவிடாமல், பாதுகாக்கின்றது. எனவே, அதனை அருந்துவது, ஆரம்ப கட்டத்திலேயே கற்களை வெளியேற்ற உதவும்.

* **பழச்சாறுகள்:** ஆரஞ்சு, குருதிநெல்லி, ஆப்பிள் போன்ற பழங்களின் சாறுகள் மற்றும் எலுமிச்சைச்சாறு கலந்த தண்ணீர் உட்கொள்வது நன்மை தரும். ஏனெனில் இந்தத் திரவங்கள் அனைத்துமே கல் உருவாவதைத் தடுக்க உதவி செய்கின்றன.

* **ஆக்ஸலேட் குறைவான உணவு** – முந்திரி, சோயா பொருட்கள்,

* கீரை, தேநீர், சாக்லேட் போன்ற அதிக அளவு ஆக்ஸலேட் உள்ள உணவுகளைத் தவிர்ப்பது பலனளிக்கும்.

* **பால் பொருட்கள்** - பால், பாலாடைக்கட்டி, வெண்ணெய், நெய் போன்ற பால் பொருட்களில் அதிக அளவு கால்சியம் உள்ளது. இது சிறுநீரக கற்களால் பாதிக்கப்படக் கூடிய அல்லது பாதிக்கப்பட்டவர்களுக்கு குறைப்பது நல்லது. ஆனால், சாதாரணமாக அளவிலே பால் குடிப்பதை முற்றிலும் தவிர்க்கவேண்டிய அவசியமில்லை.

* **கடல் உணவு** – மத்தி, மற்றும் சூரை போன்ற பியூரின் அதிகம் உள்ள மீன் உணவுகளைத் தவிர்க்கவேண்டும். இத்தகைய கடல் உணவுகள் மற்றும் புரதம் நிறைந்த உணவுகளில் அதிகமாக, யூரிக் அமிலம் இருப்பதினால், கற்கள் உருவாகின்ற வாய்ப்பு அதிகரிக்கின்றது.

* **கட்டுப்படுத்தப்பட்ட புரத உட்கொள்ளல்** - இறைச்சி, கோழி, முட்டை, மீன் போன்ற விலங்கு புரதங்களைக் கொண்ட உணவுகள் சிறுநீரில் அமிலத்தின் அளவை அதிகரிக்கின்றன. இது கல் உருவாகுவதற்கான வாய்ப்பை அதிகரிக்கக்கூடும்.. ஆகவே இவற்றைக் குறைவாக உணவில் சேர்த்துக்கொள்வது நல்லது.

15. புரோஸ்டேட் கட்டி வீக்கம் (Benign Prostate Hyperplasia)

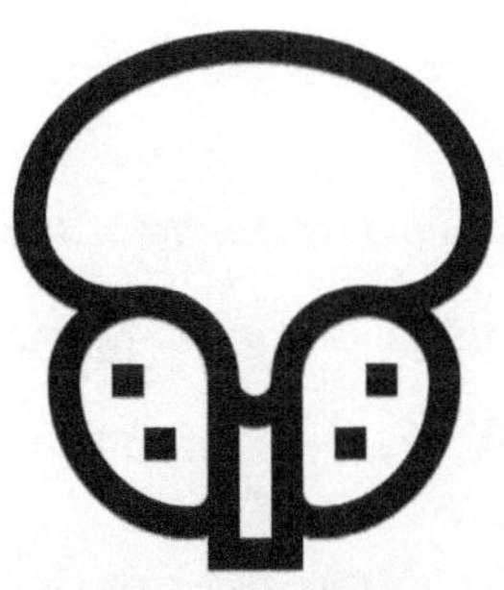

15.1 புராஸ்டேட் கட்டி என்றால் என்ன? அதன் வேலை என்ன?

புராஸ்டேட் சுரப்பி என்பது ஆண்களுக்கு சிறுநீர்ப் பையின் அடிப்புறத்தில் உள்ளது. அது சிறுநீர்ப்பையிலிருந்து சிறுநீரை வெளியேற்றும் குழாயினைச் சுற்றி அமைந்துள்ளது. இதன் அளவு ஒரு வால்நட்டின் அளவு போல இருக்கின்றது. இந்தச் சுரப்பி, விந்தணுக்களை சிறுநீர்ப்பாதை வழியாக எடுத்துச் செல்லும் ஒரு திரவத்தைச் சுரக்கின்றது.

15.2 சாதாரண புராஸ்டேட் கட்டி வீக்கம் என்றால் என்ன?

இதன் பொருள், புற்றுநோய் சம்பந்தமில்லாத அதிக ஆபத்தில்லாத புராஸ்டேட் சுரப்பி வீக்கம் என்பதாகும். இது அநேக ஆண்களுக்கு வயதான காலங்களில், கொஞ்சம் கொஞ்சமாக பெரியதாகிறதினால் ஏற்படுகின்றது. இந்த வீக்கம் அதிகமாகின்ற போது, இது சிறுநீர் வெளியேறும் குழாயை அழுத்துவதினால், சிறுநீர் போவதைத் தடைப்படுத்தக்கூடும் அல்லது சிறுநீர் வெளியேறும் வேகம் குறையக்கூடும்.

15.3   இதன் அறிகுறிகள் என்னென்ன?

இதன் அறிகுறிகள் பொதுவாக 50 வயதிற்கு மேலே அதிகமாக ஏற்படுகின்றன. அறிகுறிகளின் பாதிப்பு மெதுவாக ஏற்பட்டு, வருடக்கணக்கிலே அதிகமாகும் தன்மை கொண்டது. அதன் முக்கியமான அறிகுறிகள் இதோ :

✳ இரவிலே அடிக்கடி சிறுநீர் கழிப்பதற்காக எழுந்திருப்பது

✳ மெதுவாக, குறைவான வேகத்தில் சிறுநீர் செல்வது

✳ சிறுநீர்ப்பை நிறைந்திருந்தாலும், சிறுநீர் வெளியேறுவதில் சிரமம் ஏற்படுதல்

✳ அதிக சிரமப்பட்டு சிறுநீர் வெளியேறுதல், மற்றும் சிறுநீரை முழுவதும் வெளியேற்ற முடியாத உணர்வு ஏற்படுதல்

✳ தடைபட்டு தடைபட்டு, சிறுநீர் கழித்தல்

✳ சிறுநீர் கழித்தபின், உள்ளாடையில் சில சொட்டுக்கள் படிதல்

15.4   இதனால் ஏற்படும் பின்விளைவுகள் என்னென்ன?

இந்த புராஸ்டேட் வீக்கம் அதிகமானால், சிகிச்சை பெறாத பட்சத்தில் பிரச்சனைகளும் அதிகமாகலாம்.

✳ திடீரென சிறுநீர் கழிப்பது நின்றுபோகலாம்.

✳ நீண்ட நாட்களாக இந்த அடைப்பு இருக்குமேயானால், சிறுநீர்ப்பையில் சிறுநீர் தங்கிவிடும். சிறுநீர் கழித்தபின்பு சிறுநீர்ப்பையில் தங்கும் சிறுநீரை மீதமுள்ள சிறுநீர் அளவு (Post Void Residual Volume) என்று குறிப்பிடுகிறார்கள். இது அதிகமாகிவிடும்.

✳ சிறுநீர்ப்பையில் தொடர்ந்து அடைப்பு இருப்பதினால், அதன் சுருங்கும் தன்மை குறைகின்றது.

✳ நீண்ட காலம் இந்த அடைப்பு இருக்கும்போது, சிறுநீரக குழாய் மூலம், சிறுநீரகங்களில் பின் அழுத்தத்தின் காரணமாக, சிறுநீரகங்கள் செயலிழந்து போகவும் வாய்ப்புண்டு.

✳ சிறுநீரக் கற்கள், சிறுநீரில் தொற்றுக்கள் ஆகியவை அடிக்கடி ஏற்படலாம்.

15.5 இந்த புராஸ்டேட் வீக்கத்தைக் கண்டுபிடிப்பது எப்படி?

மேற்கண்ட அறிகுறிகள் இருக்கும் போது கீழ்க்கண்ட சோதனைகள் செய்யப்படலாம்.

✳ **விரல்வழிப் பரிசோதனை:** ஆசனவாய் வழியாக மருத்துவர் கையுறையணிந்து, விரலினால் இந்த புராஸ்டேட் கட்டியின் அமைப்பையும், அளவையும் பரிசோதித்து அறிந்து கொள்வார்.

✳ **அல்ட்ராசவுண்ட் பரிசோதனை:** இந்த ஸ்கேன் மூலமாக, புராஸ்டேட் கட்டியின் அளவு, அதன் தன்மை மட்டுமல்ல, சிறுநீர் கழித்தபின் இருக்கும் மீதமுள்ள சிறுநீரின் அளவையும் கணக்கிடலாம்.

✳ **புராஸ்டேட் குறியீட்டு ஆண்டிஜன் (PSA):** இது புராஸ்டேட் கட்டியில் புற்றுநோய் இருக்க வாய்ப்புள்ளதா என்பதைக் கணிக்க உதவுகின்றது.

15.6. இதற்கான சிகிச்சை முறைகள் என்ன?

வாழ்க்கை முறை மாற்றங்கள்:

லேசான அறிகுறி இருப்பவர்களுக்கு, வாழ்க்கை முறை மாற்றங்களின் மூலம் சிகிச்சையளிக்கலாம்.

✳ ஒழுங்கான இடைவெளியில், மீண்டும் சிறுநீர் கழிக்க ஆலோசனை

✳ காபி, மது வகைகளைத் தவிர்ப்பது

✳ அதிக தண்ணீரைப் பருகுவதைக் குறைப்பது

✳ அலர்ஜி மருந்துகளை நேரடியாக வாங்குவதை நிறுத்துவது

✳ மலச்சிக்கலிருந்தால், அதைச் சரிப்படுத்துவது

மருத்துவ சிகிச்சை முறைகள்:

புராஸ்டேட் கட்டியின் வீக்கத்தைக் குறைக்கும் மாத்திரைகளை சிறுநீரக அறுவை சிகிச்சை நிபுணரின் ஆலோசனைப்படி எடுப்பது பயன்தரும். எவ்வளவு நாள் மாத்திரைகள் எடுக்க ஆலோசனை தருகிறாரோ, அதுவரை அந்த ஆலோசனையைப் பின்பற்ற வேண்டும்.

அறுவை சிகிச்சைமுறை:

சிறுநீர்பாதை வழியாக புராஸ்டேட் கட்டியை அகற்றுவது மற்றும் அடிவயிற்றின் வழியாக செய்யப்படும் புராஸ்டேட் கட்டியை நீக்குவது

போன்ற சிகிச்சைகள் முற்றிலும் இந்த அறிகுறிகளை நீக்கி குணமளிக்கும். உங்கள் சிறுநீரக மருத்துவர் மற்றும் சிறுநீரக அறுவை சிகிச்சை மருத்துவர் ஆகியோரின் ஆலோசனைப்படி, எது உங்களுக்கு உகந்த சிகிச்சை முறையோ அதைத் தெரிவு செய்து கொள்வது நல்லது.

15.7 புரோஸ்டேட் புற்றுக்கான முக்கிய காரணம் என்ன?

புரோஸ்டேட் புற்றுநோய் வருவதற்கான வாய்ப்பு அதிகமாகுவதற்கு வயது ஒரு முக்கிய காரணம். வெள்ளை இனத்தவராக இருந்து, உங்கள் குடும்ப வரலாற்றிலே இந்த நோய் இல்லையென்றால், உங்களுக்கு புரோஸ்டேட் புற்றுநோய் வருகின்ற வாய்ப்பு 50% குறைகின்றது. அதே சமயம் நீங்கள் கறுப்பு இனத்தவராக இருந்து, உங்கள் குடும்பத்தில் நெருங்கிய உறவினருக்கு இந்த நோய் இருந்தால், உங்களை அது பாதிக்கும் வாய்ப்பு அதிகரிக்கிறது. பொதுவாக 65 வயது மற்றும் அதற்கும் மேல் வயதான ஆண்களில், மூன்றில் இரண்டு பங்கு பேருக்கு இந்த புரோஸ்டேட் புற்றுநோய் கண்டறியப்படுகிறது.

15.8 புரோஸ்டேட் புற்றுநோயின் எச்சரிக்கை அறிகுறிகள் என்ன?

புரோஸ்டேட் புற்றுநோய் அதன் ஆரம்ப கட்டத்தில் எந்த அறிகுறிகளையும், தொந்தரவுகளையும் ஏற்படுத்தாமல் இருக்கக்கூடும். மிகவும் அதிக பாதிப்பிற்குள்ளான புரோஸ்டேட் புற்றுநோய், கீழ்க்கண்ட அறிகுறிகளை ஏற்படுத்தலாம்.

* சிறுநீர் கழிப்பதில் சிரமம்

* சிறுநீர் வெளியேறும் வேகம் குறைந்துபோதல்

* சிறுநீரில் இரத்தம் வருதல்

* விந்துவில் இரத்தம் கலந்து வெளிப்படுதல்

* எலும்புகளில் வலி ஏற்படுதல்

* எடை குறைந்துபோதல்

* விறைப்புத்தன்மையில் மாற்றங்கள் தெரிதல்

15.9 புரோஸ்டேட் புற்றுநோயை குணப்படுத்த முடியுமா?

* இதற்குச் சுருக்கமான பதில் ஆம். புரோஸ்டேட் புற்றுநோயை ஆரம்பத்திலேயே கண்டறிந்து சிகிச்சை அளித்தால், குணப்படுத்த முடியும்.

✻ பெரும்பாலான புரோஸ்டேட் புற்றுநோய் பாதிப்புகள், (ஏறத்தாழ 90% அதிகமானவை) ஆரம்ப கட்டங்களிலேயே கண்டுபிடிக்கப்படுகின்றன. இதனால் இந்தக் கட்டிகளுக்காகச் செய்யப்படும் சிகிச்சையினால் நல்ல பலன் கிடைக்கின்றது.

15.10   புரோஸ்டேட் இல்லாமல் வாழ முடியுமா?

சிறுநீர்ப்பையில் சிறுநீர் இருந்தால், (எப்பொழுதும் சிறிதளவாவது இருக்கும்) அது வெளியில் நேரடியாக செல்லும். புரோஸ்டேட் இல்லாத ஆண்கள் சிறுநீர் கழிப்பதைக் கட்டுப்படுத்த, சில சமயங்களில் மாற்று வழிமுறைகளோ, ஆலோசனையோ தேவைப்படலாம்.

15.11   புரோஸ்டேட் அகற்றப்பட்ட பிறகு ஆயுட்காலம் எவ்வளவு?

அறுவை சிகிச்சையின் போது புற்றுநோயின் நிலை, நோயாளியின் ஒட்டுமொத்த ஆரோக்கியம் மற்றும் கதிர்வீச்சு அல்லது கீமோதெரபி போன்ற கூடுதல் சிகிச்சைகளின் தேவை உள்ளிட்ட பல காரணிகளைப் பொறுத்து, புரோஸ்டேட் அகற்றப்பட்ட பிறகு ஆயுட்காலம் மாறுபடுகின்றது.

பொதுவாக புரோஸ்டேட் கட்டி அறுவை சிகிச்சையின் மூலம் அகற்றப்பட்ட ஆண்களுக்கான எதிர்கால ஆரோக்கியம் பொதுவாக நன்றாகவே இருக்கும். அமெரிக்கன் புற்றுநோய் கழகத்தின் கூற்றுப்படி, புரோஸ்டேட் சுரப்பியில் மட்டும் கட்டி இருக்கின்ற பட்சத்தில், (அதாவது புரோஸ்டேட் சுரப்பிக்கு அப்பால் எங்கும் பரவாமலிருக்கின்ற நிலையில்) இந்த ஆண்களுக்கு 5 ஆண்டு உயிர் வாழும் வாய்ப்பு விகிதம் கிட்டத்தட்ட 100% ஆகும். உடலின் மற்ற பகுதிகளுக்கும் பரவியிருக்கும் பட்சத்தில், பாதிக்கப்பட்ட ஆண்களுக்கு 5 வருட உயிர்வாழ்வு விகிதம் சுமார் 30% ஆகும்.

சுருங்கச் சொன்னால், ஒவ்வொரு நோயாளியின் தனிப்பட்ட சூழ்நிலைகளைப் பொறுத்து, புரோஸ்டேட் புற்று அறுவை சிகிச்சைமூலம் அகற்றப்பட்டபிறகு ஆயுட்காலம் மாறுபடும். புரோஸ்டேட் புற்றுநோயால் பாதிக்கப்பட்ட ஆண்களுக்கு நல்ல குணம் கிடைக்கும் வாய்ப்பு அதிகம். ஆனால் அதிகமாகப் பரவிய புற்றுநோயால் பாதிக்கப்பட்ட ஆண்களுக்கு எதிர்கால ஆரோக்கியத்தைப் பற்றி உறுதியாகச் சொல்லமுடியாது.

15.12 புரோஸ்டேட் புற்றுநோயைத் தவிர்ப்பது எப்படி?

✷ ஆரோக்கியமான உணவை சாப்பிடுங்கள்

✷ ஆரோக்கியமான எடையை பராமரியுங்கள்

✷ வழக்கமான உடற்பயிற்சியை மேற்கொள்ளுங்கள்

✷ புகைபிடிப்பதை நிறுத்துங்கள்

✷ மது அருந்துபவராக இருந்தால், அளவைக் குறையுங்கள்

✷ வைட்டமின் D அதிகரிக்க வெயிலிலேே நடங்கள்

✷ பாலியல் ரீதியாக சுறுசுறுப்பாக இருங்கள்

16. சிறுநீரகம் பாதிப்பு மற்றும் அறுவை சிகிச்சைக்கான அடிப்படை ஆய்வக சோதனைகள்

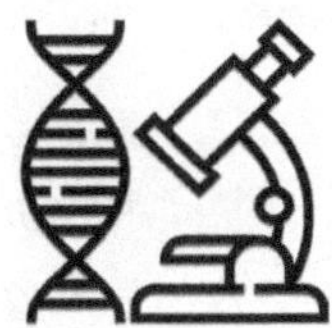

1. இரத்தத்தில் யூரியா சோதனை

2. இரத்தத்தில் கிரியாட்டினின் சோதனை

3. முடிச்சு வடிகட்டும் விகிதம்(GFR)

4. சிறுநீர் முழு பரிசோதனை

5. சிறுநீரக அல்ட்ராசவுண்ட் (வயிறு ஸ்கேன் பரிசோதனை)

6. சிறுநீரக பயாப்ஸி

7. செரோலாஜி (Serology)

8. இரும்பு சத்து அளவீடுகள்

9. பாராதைராய்ட் அளவு

10. இரத்தத்தில் கால்சியம், பாஸ்பரஸ் அளவு

11. முழு இரத்த அணுக்களின் பரிசோதனை

12. இரத்தத்தில் எலெக்ட்ரோலைட் அளவீடு

13. சிறுநீரக மாற்று அறுவை சிகிச்சைக்கான விசேஷ மரபணு வகை பரிசோதனைகள்

14. இரத்தத்தில் டாக்ரோலிமஸ் அளவு (தேவைப்படும் போது)

15. விசேஷ இரத்தப் பரிசோதனைகள் (தேவைக்கேற்ப)

16.1   இரத்த யூரியா

16.1.1   இதனை ஏன் சோதனை செய்யவேண்டும்?

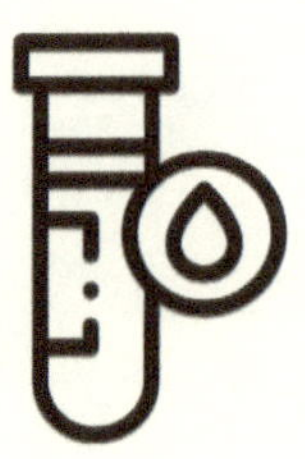

சிறுநீரக செயல்பாட்டைமதிப்பிடுவதற்கும், டயாலிசிஸ் மற்றும் சிறுநீரக நோய் அல்லது சேதம் தொடர்பான பிற சிகிச்சைகளின் தேவையை கண்டறிந்து கொள்வதற்கும், அதன் பலனைக் கண்காணிக்கவும் இது தேவையாகிறது.

16.1.2   இது எப்போது தேவைப்படுகிறது?

சிறுநீரக பிரச்சனைகள் இருக்கிறதா என்று சந்தேகிக்கப்படும் போது, இந்தப் பரிசோதனை தேவைப்படுகின்றது. நீரிழிவு மற்றும் உயர் இரத்த அழுத்தம் போன்ற நீண்டகால நோயால் பாதிக்கப்பட்ட நோயாளிகளுக்கு, சிறுநீரக செயல்பாடுகளைச் சீரான இடைவெளியில் கண்காணிக்க இது மிகவும் தேவைப்படுகின்றது.

இயல்பான மதிப்புகள்:

யூரியா– 15 முதல் 40 mg/dl வரை

16.2   சீரம் கிரியாடினின்

16.2.1   இதனை ஏன் சோதனை செய்யவேண்டும்?

உங்கள் சிறுநீரகம் நன்றாக செயல்படுகிறதா என்பதைக் கண்டறியவும், சிறுநீரக நோய்க்கான சிகிச்சையைக் கண்காணிக்கவும் இது உதவுகின்றது.

16.2.2   இது எப்போது தேவைப்படுகிறது?

சிறுநீரக பிரச்சனைகள் இருக்கிறதா என்பதைச் சந்தேகிக்கப்படும் போது மட்டுமல்ல, நீரிழிவு மற்றும் உயர் இரத்த அழுத்தம் போன்ற நீண்டகால நோயால் பாதிக்கப்பட்ட நோயாளிகளுக்கு, சிறுநீரக செயல்பாடுகளை சீரான இடைவெளியில் கண்காணிக்கவும் இது மிகவும் அவசியமான ஒன்று. இதன் அடிப்படையில் *GFR* கணக்கிடப்படுகிறது.

இயல்பான மதிப்புகள்:

கிரியாட்டினின்– 0.6 முதல் 1.3 *mg/dl* வரை

16.3 சிறுநீர் மைக்ரோ ஆல்புமின் (சிறுநீரில் நுண் புரதச்சத்து)

16.3.1 இதனை எப்போது பரிசோதனை செய்யவேண்டும்?

நீரிழிவு மற்றும் உயர் இரத்த அழுத்தம் ஏற்கனவே உங்களுக்கு இருந்தால், ஆண்டுதோறும் செய்வது சிறந்தது.

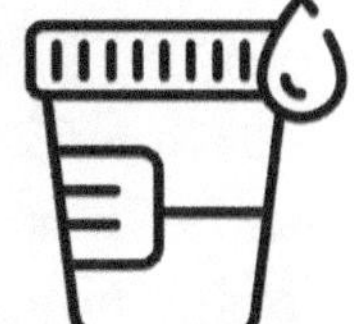

16.3.2 இது எப்போது தேவைப்படுகின்றது?

✱ இரண்டாம் வகை நீரிழிவு நோயாளிகள் (70 வயதுக்குட்பட்டவர்கள்) மற்றும் முதலாம் வகை நீரிழிவு நோயாளிகள் (12 வயதுக்கு மேற்பட்டவர்கள்) ஆகியோருக்கு, மைக்ரோ ஆல்புமினுரியாவை ஆண்டுதோறும் பரிசோதிக்கவேண்டும்.

✱ உயர் இரத்தம் அழுத்தம் உள்ள நோயாளிகளுக்கு, இது வழக்கமான இடைவெளியில் பரிசோதிக்கப்படலாம். அவர்களின் மருத்துவரால் இது தீர்மானிக்கப்படும்.

16.3.3 ஆல்புமின் என்றால் என்ன? இதனை ஏன் சோதனை செய்யவேண்டும்?

மைக்ரோ ஆல்புமின் சோதனையானது சிறுநீரக செயலிழப்பு ஏற்படுவதற்கான மாற்றங்களைக்காட்டும் ஆரம்ப அறிகுறியாகும். ஆல்புமின் என்பது கல்லீரலில் உற்பத்தியாகும் புரதம் ஆகும். ஆல்புமின் சாதாரணமாக இரத்தத்தில் 4 கிராமிற்கும் மேலாக உள்ளது. சிறுநீரகங்கள் சரியாக செயல்படும் போது, சிறுநீரில் ஆல்புமின் வெளியேற்றப்பட்டாது. ஒரு நபரின் சிறுநீரகம் சேதமடைந்தால் அல்லது பாதிக்கப்பட்டால், சிறுநீரில் இருந்து புரதங்களை வடிகட்டுவதற்கான திறனை இழக்கத் தொடங்கும். சிறுநீரில் புரதத்தின் அளவு அதிகரிப்பது, சிறுநீரக செயலிழப்பு ஏற்படுவதற்கான வாய்ப்புகளை அதிகரிக்கும். நீரிழிவு மற்றும் உயர் இரத்த அழுத்தம் போன்ற நாள்பட்ட நோய்களில் இது அதிகமாகக் காணப்படுகிறது.

எனவே சிறுநீரகத்தைக் காப்பாற்ற சிறுநீரில் மைக்ரோ ஆல்புமின் பரிசோதனையை மேற்கொள்ளுவது மிக முக்கியமானதொன்று.

இயல்பான மதிப்புகள் :

சிறுநீர் மைக்ரோ ஆல்புமின் : 0.0 முதல்– 25 mg / dl வரை

16.4   24 மணிநேர சிறுநீரில் புரதச்சத்து

16.4.1   இது எதனை அளவிடுகிறது? இதை ஏன் பரிசோதனை செய்யவேண்டும்?

24 மணிநேரத்தில் வெளியேறுகின்ற சிறுநீரில் எவ்வளவு புரதச்சத்து வெளியாகின்றது என்பதை இது அளவிடுகின்றது. இதன் அளவை வைத்து, சிறுநீரக பாதிப்பின் காரணங்களை ஊகித்து, அதற்கான சிறப்பு பரிசோதனைகளைச் செய்யமுடியும்.

16.4.2   இதை எப்போது சோதனை செய்யவேண்டும்?

சிறுநீர்க்குமிழ்களின் பாதிப்புகளால் ஏற்படும் நெப்ரோடிக் சிண்ட்ரோம் அல்லது சிறுநீரகத்தைப் பாதிக்கக்கூடிய கால் வீக்கம், அல்லது காரணம் தெரியாத வீக்கம் இருந்தால், இதனை உங்கள் மருத்துவர் பரிந்துரைப்பார்.

16.4.3   இது எப்படி செய்யப்படுகின்றது?

24 மணிநேர சிறுநீர் முழுவதுமாக இந்தப் பரிசோதனைக்கு தேவைப்படுகின்றது.

✻   காலையில் எழுந்தவுடன், சிறுநீர் வெளியிலே கழித்துவிட்டு, அந்த நேரத்தைக் குறித்துக் கொள்ளவும் - (உதாரணமாக காலை – 8 மணி)

✻   அடுத்துவரும் 24 மணிநேரத்தில், எல்லாசிறுநீரையும் பரிசோதனைக் கூடத்திலே கொடுத்த விசேஷத்த கேனில் பிடிக்கவேண்டும்.

✻   மறு நாள் காலையில் எழுந்தவுடன், (உதாரணம் - காலை 8 மணி வரை) அதே கேனில் சிறுநீரைப் பிடிக்கவேண்டும். இதுவே 24 மணி நேர சிறுநீரக அளவு.

✻   கேனை மூடி, சீக்கிரமாகப் பரிசோதனை நிலையத்துக்கு எடுத்துச் செல்லவும்.

✻   கேனில் மேல் உங்கள் பெயர், எந்த தேதியில் எந்த நேரத்திலிருந்து ஆரம்பித்து, முடித்தீர்கள் என்பதை லேபிலில் (label) எழுதுவது நல்லது.

❋ இதில் எவ்வளவு புரதச்சத்து 24 மணி நேரத்தில் சிறுநீரில் வெளியேறுகிறது என்று பரிசோதிக்கப்படும்.

சரியான அளவு:

❋ *24 மணிநேரத்தில் சிறுநீரின் புரதம் சரியான அளவு 1 நாளுக்கு 150 கிராமிற்கும் கீழே*

16.5 சிறுநீர் பரிசோதனை

16.5.1 இதனை ஏன் செய்யவேண்டும்?

சிறுநீரக பாதிப்புகள், சிறுநீரகத்தொற்று, சிறுநீரகக் கல் மற்றும் செயலிழப்புகளிலும் இந்தப் பரிசோதனைகள் தேவைப்படுகின்றது.

16.5.2 இதனை எப்போது செய்யவேண்டும்?

❋ சாதாரணமாக முழு உடல் பரிசோதனையில்

❋ சிறுநீரில் தொற்று, அடி வயிற்றிலே வலி, முதுகுப்பக்கம் வலி, அடிக்கடி வலியுடன் சிறுநீர் கழிப்பது மற்றும் சிறுநீரிலே இரத்தம் கலந்து வருவது போன்ற அறிகுறிகள் இருக்கும் போது இது செய்யப்படுகின்றது.

❋ கர்ப்பம் உண்டாயிருக்கிற நேரத்திலும் இச்சோதனை மேற்கொள்ளப்படுகின்றது.

❋ உள்நோயாளியாக மருத்துவமனையில் அனுமதிக்கப்படும்போது

❋ அறுவை சிகிச்சைக்கு முன்பு இச்சோதனை தேவைப்படுகின்றது.

16.5.3 இதில் என்னென்ன சோதனைகள் செய்யப்படுகின்றன?

❋ சர்க்கரை

❋ புரதச்சத்து

❋ அடர்த்தி நிலை

❋ அமிலத்தன்மை

❋ பிலிரூபின்

❋ யூரோபிலினோஜென்

❋ கீட்டோன்கள்

❋ நைட்ரைட்கள்

✳ வெள்ளை அணுக்கள், இரத்த அணுக்கள், வேறு கிருமிகளின் திசுக்கள்

✳ படிமங்கள் *(Crystals)*

விளக்கமாக இதோ:

குளுக்கோஸ்: சாதாரணமாக சிறுநீரில் இது காணப்படுவதில்லை. இரத்தத்தில் சர்க்கரை 180 மி.கி.க்கும் அதிகமாக இருக்கும்போது, சிறுநீரிலும் அது வெளிவருகின்றது. இந்நேரங்களில் இரத்தத்தில் சர்க்கரை அளவை பரிசோதிப்பதே சிறந்தது.

புரதச்சத்து: சிறுநீரில் புரதச்சத்து இருப்பதைக் காட்டுகின்றது.

அடர்த்தி நிலை: சிறுநீரகத்தின் வடிகட்டும் திறனை இது காட்டும்.

அமிலத்தன்மை: அமிலத்தன்மை மூலம் நோய்த்தொற்று, சிறுநீரகக்கல் ஆகியவற்றிற்கான காரணங்களை ஊகிக்கமுடியும்.

பிலிருபின் மற்றும் யூரோபிலினோஜென்: இவை கல்லீரலின் செயல்பாடுகளை குறிப்பாக உணர்த்தக்கூடியவை. மஞ்சள் காமாலையின் வகைகயைக் கண்டறியவும் உதவுகின்றது.

கீட்டோன்கள்: நீரிழிவு வியாதியிலே, சர்க்கரை மிக அதிகமாகி ஆபத்தாகின்ற போது, இது சிறுநீரிலே காணப்படுகின்றது. தீவிர சிகிச்சைக்கு உதவுகின்றது.

நைட்ரைட்டுகள்: தொற்று ஏற்பட்டிருக்கிறதா என்பதைச் சுட்டிக்காட்டுகின்றது.

வெள்ளை அணுக்கள்: இவையும் சிறுநீரகப்பாதையில் தொற்று ஏற்பட்டால் வெளிப்படுகின்ற அணுவாகும்

இரத்த அணுக்கள்: கண்ணுக்குத் தெரியாத அளவில் சிறுநீரில் இரத்தம் கசிவதை இது காட்டுகின்றது.

கிருமிகள் /திசுக்கள்: சில கிருமிகள் அவற்றோடு சம்பந்தப்பட்ட திசுக்கள் காணப்படலாம்.

படிமங்கள்: சிறுநீரகத்தில் கல் உள்ளவர்களுக்கு, என்ன வகையைச் சேர்ந்த கல் என்பதை இதன் மூலம் ஓரளவு ஊகிக்கலாம்.

16.6　முழு இரத்த அணுபரிசோதனை

(COMPLETE HEMOGRAM)

16.6.1　இந்தப் பரிசோதனையை ஏன் செய்யவேண்டும்?

✳ உங்கள் இரத்தத்திலே ஹீமோகுளோபின் அளவு, சிவப்பு அணுக்கள், வெள்ளை அணுக்கள் மற்றும் இரத்தம் உறையத் தேவையான பிளேட்லெட் அணுக்கள் ஆகியவை தேவையான அளவில் இருக்கிறதா என்பதைப் பரிசோதிக்க.

✳ வெள்ளை அணுக்களின் வெவ்வேறு வகைகளையும் அவை இரத்தத்தில் இருக்கின்ற விகிதாச்சாரங்களையும் வித்தியாசப்படுத்த.

✳ இரத்தத்திலுள்ள குறைபாடுகள், இரத்த அணுக்களின் உற்பத்தித் திறன் அவற்றில் செயல்பாடு மற்றும் அவை அழிந்துபோகின்ற நிலைமை ஆகியவற்றைக் கண்டுப்பிடித்து உதவ.

16.6.2　இதனை எப்போது செய்யவேண்டும்?

✳ உங்கள் மருத்துவர் இரத்த அணுக்களில் குறைவு, அவைகளில் பாதிப்பு, அவைகளின் உற்பத்திக் குறைவு போன்ற ஏதாவது குறைபாடு இருக்கலாம் என்று சந்தேகிக்கும் போது.

✳ இரத்த அணுக்களின் உற்பத்தி மற்றும் அவைகளின் முழுவளர்ச்சி அடைந்த நிலை ஆகியவற்றை அறிந்து கொள்ள.

✳ இரத்த சோகை வியாதியிருந்தால், ஹீமோகுளோபின் அளவை தொடர்ச்சியாக கண்காணிக்க.

16.6.3　முழு இரத்த அணுபரிசோதனையில் என்னென்ன சோதனைகள் செய்யப்படுகின்றது?

✳ ஹீமோகுளோபின்

✳ முழு சிவப்பணுக்களின் எண்ணிக்கை

✳ ஹிமாட்டோகிரிட் சோதனை

✳ மொத்த வெள்ளை அணுக்களின் எண்ணிக்கை

✳ வெள்ளை அணுக்களின் வெவ்வேறு வகைகளின் விகிதம்

✳ இரத்தத்தை உறையச் செய்யும் பிளேட்லட அணுக்கள்

* சிவப்பணுக்களின் சராசரி கன அளவு

* சிவப்பணுக்களின் சராசரி எண்ணிக்கை

* இதைத் தவிர சிறுநீரக வியாதிகளின் பாதிப்புகளின் காரணங்களைக் கண்டுபிடிக்க, விசேஷித்த பரிசோதனைகள்.

16.7 வயிறு மற்றும் சிறுநீரக பகுதி நிழற்படம்

(Ultrasonogram of Abdomen & KUB Area)

அல்ட்ராசவுண்ட் நிழற்படம் என்பது வயிற்றிற்குள்ளிருக்கும் வெவ்வேறு உறுப்புகளின் நிலையைக் காட்டுகின்ற ஒன்று. கீழ்க்கண்ட உறுப்புகளின் ஆரோக்கியமான அமைப்பு, அளவு, மற்றும் அடைப்பு ஆகியவை கண்டறிய இது உதவும்.

* கல்லீரல், மண்ணீரல்

* சிறுநீரகங்கள், சிறுநீரகக்குழாய்கள் மற்றும் சிறுநீர்ப்பை

* பித்தப்பை, கணையம்

* கர்ப்பப்பை ஆகியவற்றின் கோளாறுகளைக் கண்டுப்பிடிக்கவும் உதவுகின்றது.

16.8 மாற்று அறுவை சிகிச்சைக்கான பரிசோதனைகள்

* முழு இரத்த அணு பரிசோதனை

* சிவப்பு அணுக்கள் படியும் நேரம்

* (வெறும் வயிற்றில்) இரத்தத்தில் சர்க்கரை

* (சாப்பிட்ட பின்பு) இரத்தத்தில் சர்க்கரை

* நீரிழிவு கட்டுப்பாடும், குறியீடும்

* (வெறும் வயிற்றில்) கொழுப்பு பரிசோதனை

* முழு சிறுநீர் பரிசோதனை

* சிறுநீரில் புரதம் : கிரியாட்டினின் விகிதம்

* இரத்தத்தில் - யூரியா, கிரியாட்டினின், சோடியம் மற்றும் பொட்டாசியம்

* இரத்தத்தில் யூரிக் அமில அளவு

* கல்லீரல் இயக்கப்பரிசோதனைகள்

* தைராய்ட் ஹார்மோன் அளவு

* மஞ்சள் காமாலை கிருமி – (சி), மஞ்சள் காமாலை கிருமி– (பி),எய்ட்ஸ் கிருமி

* சைடோமெகலோ போன்ற வைரஸ் கிருமியின் தடயங்கள்

* மார்புப்பகுதி – எக்ஸ்ரே

* இருதய பரிசோதனை - ஈ.சி.ஜி

* இருதய இயக்கத்தைக் காட்டும் எக்கோ

* அல்ட்ராசவுண்ட் பரிசோதனை

* 24-மணி சிறுநீரில் கிரியாட்டினின் வெளியேறும் அளவு

16.9 விசேஷித்த மற்ற பரிசோதனைகள்

* ரேடியோ ஐஸடோப் ரீனோகிராம்

* ஆஞ்சியோகிராபி

* இரத்த வகைகளின் பொருத்தம்

16.10 மற்ற மருத்துவ நிபுணர்களிடமிருந்து ஆலோசனை:

* இருதய நிபுணரின் ஆலோசனை

* சிறுநீரக அறுவை சிகிச்சை நிபுணரின் ஆலோசனை

* மனநல ஆலோசனை

* பல் மருத்துவரின் ஆலோசனை

* கர்ப்பப்பை சம்பந்தப்பட்ட ஆலோசனை

* காது, மூக்கு, தொண்டை நிபுணர் ஆலோசனை

* கண் மருத்துவரிடம் பரிசோதனை

* இரைப்பை, குடல் மருத்துவரின் பரிசோதனை

* நுரையீரல் நிபுணரின் ஆலோசனை

* தேவைக்கேற்ற பிற ஆலோசனைகள் மற்றும் பிற பரிசோதனைகள்

குறிப்பு

மாற்று அறுவை சிகிச்சைக்கு முன்பு, உடலின் மேற்கண்ட உறுப்புகள் நன்றாக இயங்குகின்றனவா, தொற்றுகள் ஏதும் இருக்கின்றதா என்பதற்காக இந்த ஆலோசனையும், பரிசோதனையும் மேற்கொள்ளப்படுகின்றது.

17. உணவுமுறை

17.1   கார்போஹைட்ரேட்

கார்போஹைட்ரேட் என்பது உடலுக்குத் தேவையான 3 முக்கியமான மேக்ரோ நியூட்ரியன்ட்களில் (Macronutrients) ஒன்றாகும். மற்றவை கொழுப்பு (Fat) மற்றும் புரதம் (Protein) ஆகும். இந்த மேக்ரோ நியூட்ரியன்ஸ்கள், மிகவும் அத்தியாவசியமான, நமக்குத் தேவையான ஒரு அங்கமாகும். இவை இல்லாவிட்டால், மனித உடல் சீராக, ஆரோக்கியமாக செயல்பட முடியாது. இதிலும், மிக முக்கியமானதாக, கார்போஹைட்ரேட்கள் கருதப்படுகின்றன.

17.1.1   கார்போஹைட்ரேட் என்றால் என்ன?

கார்போஹைட்ரேட் மனிதனுக்கு சக்தி கொடுக்கின்ற ஒரு மூலக்கூறு என்றே கூறலாம். அதில் ஒரு முக்கியமான அங்கமான குளுக்கோஸ், உடலின் அநேக இயக்கங்களுக்கும் சக்தி தருகின்றதை நாம் அறிவோம். இந்த கார்போஹைட்ரேட் என்பது, அதிகமாக தாவர உணவுகளில் உள்ளன. பால் மற்றும் பால் சார்ந்த பொருட்களிலும் இது லாக்டோஸ் என்ற வடிவில் இருக்கின்றது. இது தவிர, பொதுவாக கார்போஹைட்ரேட்கள் ரொட்டி, கிழங்குவகைகள், அரிசி வகைகளிலும் அதிகம். பழவகைகளில் இருக்கும். இதே கார்போஹைட்ரேட்டை, ஃபிரக்டோஸ் என்று அழைக்கிறோம்.

ஆரோக்கியமான வாழ்க்கைக்குத் தேவையான ஊட்டச்சத்துகளில் கார்போஹைட்ரேட் முக்கிய பங்கு வகிக்கிறது. இது நமது உடலில்

சேமிப்புச் சக்தியாக (Reserve Energy) கிளைக்கோஜன் என்ற வடிவில் உள்ளது.

தேவைப்படுகின்றபோது இந்த கிளைக்கோஜனை நமது உடலில் உடைக்கப்பட்டு, அது குளுகோஸ் வடிவமாக மாறி, சக்தி தருகின்றது. குறிப்பாகச் சொல்லவேண்டுமானால், ஒரு கிராம் குளுகோஸ் நான்கு கலோரிகள் அளவிற்கு நமக்குச் சக்தி தருகின்றது. குறிப்பாக, உடலுக்குத் தேவையான ஆற்றலைத் தருகின்றது எனலாம்.

இவ்வளவு முக்கியமான இந்த கார்போஹைட்ரேட்டுகள், அனைத்துத் திசுக்களிலுமே இருக்கின்றது. தோல் பகுதி, தசை நார்கள், குருத்தெலும்பு, எலும்பு மற்றும் இணைக்கும் திசுக்களில் மட்டுமல்ல, நரம்பு மண்டலத்திலும் அதிகமாக இருக்கின்றது.

உணவு வகைகளில் கார்போஹைட்ரேட்டுகள் பின்வருபவை உட்பட, பல்வேறு வடிவங்களில் இருக்கின்றன. உதாரணத்திற்கு

✳ **உணவின் நார்ச்சத்து** (*Dietary Fibre*):

இது எளிதில் ஜீரணிக்க முடியாத கார்போஹைட்ரேட் வகை. இந்தச்சத்து பழங்கள், காய்கறிகள், கொட்டை வகைகள், பீன்ஸ் மற்றும் முழுதானியங்களிலும் கூட அதிகமாகக் காணப்படுகிறது. ஆரோக்கியமான ஜீரணத்திற்கு நார்ச்சத்து உதவியாயிருப்பது மட்டுமின்றி, மலச்சிக்கலைத் தடுக்கவும் உதவுகின்றது.

✳ **மொத்த சர்க்கரை:**

இவை பால் மற்றும் பாலின் தயாரிப்புகளிலும், இயற்கையாக இருக்கும் சர்க்கரை, இனிப்புகளில் பொதுவாக காணப்படும் சர்க்கரைகள் போன்றவை. இவற்றை உடல் எளிதாக ஜீரணித்து, முழுமையாக உடல் மண்டலத்தில் உறிஞ்சிக் கொள்கின்றது.

✳ **ஆல்கஹால் சர்க்கரை:**

இதுவும் ஒரு வகை கார்போஹைட்ரேட் வகைதான். இவை இயற்கையான இனிப்பு வகைகள் மற்றும் சர்க்கரையைவிட குறைவான கலோரிகளைக் கொண்டுள்ளன. இவற்றை நம் உடல் முழுமையாக உறிஞ்சாது. ஏனெனில் இதன் தயாரிப்பில், வேகவைத்த பொருட்கள் மற்றும் கலோரிகள் குறைக்கப்பட்ட இனிப்புகளாக ஆல்கஹாலில் சேர்க்கப்பட்டிருக்கின்றன.

✳ **மாவுப்பொருள்** (*Starch*):

மாவுப்பொருள் (Starch) என்ற வகை குளுக்கோஸ், மூலக்கூறுகள் அதிக அளவில் இணைந்து உருவாகின்ற ஒரு கார்போஹைட்ரேட் ஆகும். இதைக் கூட்டு சர்க்கரை எனலாம். இது நாம் சாப்பிடும் உணவில் உள்ள பொதுவான கார்போஹைட்ரேட் ஆகும். கோதுமை, அரிசி, உருளைக்கிழங்கு, சோளம் மற்றும் மரவள்ளிகிழங்கு ஆகியவற்றில் அதிகமாக உள்ளது. இந்த உணவுப் பொருட்களில் மாவுப்பொருள் முக்கியமானது.

✱ **கார்போஹைட்ரேட் வகைகள்:**

கார்போஹைட்ரேட்டுகள் ஒன்றோடொன்று இணைக்கப்பட்டு, பலவித வகைகளாக வலம் வருகின்றன. அடிப்படியான கார்போஹைட்ரேட் ஒற்றைச் சர்க்கரைகள் (Mono Saccharides) என்று அழைக்கப்படுகின்றன. இரு ஒற்றைச் சர்க்கரைகள் இணைந்தால், உருவாவது இரட்டைச் சர்க்கரை (Disaccharides) என்பது. பல ஒற்றைச் சர்க்கரைகள் ஒன்றாக இணைந்து உருவாவதுதான் கூட்டுச்சர்க்கரைகள் (Polysaccharides) ஆகும். ஒற்றைச் சர்க்கரைக்கு உதாரணம் கூறவேண்டுமென்றால் குளுக்கோஸ், ஃப்ரக்டோஸ், காலக்டோஸ், சைலோஸ் என்பவைகள். இரட்டைச் சர்க்கரை வகையிலே உள்ளவை மால்டோஸ், சுக்ரோஸ் மற்றும் லாக்டோஸ் என்பவைகள். கூட்டுச்சர்க்கரைகளில் மாவுப்பொருள், கிளைக்கோஜன் மற்றும் செல்லுலோஸ் என்பவை அடங்கும்.

இதிலே ஒற்றை மற்றும் இரட்டைச்சர்க்கரை வகைகளே, சீனி அல்லது சர்க்கரை என்று பேச்சு வழக்கில் குறிப்பிடப்படுகின்றன.

உங்களுக்கு கார்போஹைட்ரேட்டுகள் தேவை:

நாம் ஒவ்வொருவருக்கும் கார்போஹைட்ரேட் தேவையான ஒன்று. உடலியக்கத்தில் இதன் ஆற்றல், பலவகையானது.

✱ கார்போஹைட்ரேட்டின் முக்கிய பணி, உடலுக்கு சக்தி (Energy) கொடுப்பதாகும். நமது நாட்டில் மக்கள் கிட்டத்தட்ட 70% வரை கார்போஹைட்ரேட்டிலிருந்து தான் சக்தியைப் பெற்றுக்கொள்கிறார்கள்.

✱ உடலில் கார்போஹைட்ரேட்டுகள் தேவையான அளவு இருந்தால் தான் புரதம் (Protein)தனது உடல் வளர்ச்சிப் பணியைச் செய்யமுடியும்.

✱ நார்ச்சத்து போன்ற கார்போஹைட்ரேட்டுகள் குடலிலே அதிக நீரை உறிஞ்சி, குடலியக்கத்தைச் சரியாக இயக்கி, மலச்சிக்கலைத் தவிர்க்கின்றது.

* கார்போஹைட்ரேட் அளவு உடலிலே குறைந்து போனால், கொழுப்புச்சத்து உடலுக்குச் சக்தி கொடுப்பதற்காக உருமாற்றம் அடைகிறது. அமிலத்தன்மையை உடலில் சேர்த்து, ஆபத்தை உண்டாக்குகின்றது.

* நோய் எதிர்ப்பு சக்தியைத் தரக்கூடிய கிளைக்கோபுரோட்டீன், நரம்பு மண்டலத்தின் உயிரணுக்களுக்குத் தேவையான கிளைக்கோ லிப்பிடுகள் மற்றும் வேதியியல் இயக்கத்தில் முக்கிய பங்களிக்கும் அமினோ அமிலங்கள் ஆகியவை கிடைப்பதற்கும் இந்த கார்போஹைட்ரேட்டுகள் மிகவும் அவசியமாகின்றது.

சுருங்கச் சொன்னால்:

கார்போஹைட்ரேட்டுகள் நமக்கு பின்வரும் நன்மைகளைத் தருகின்றன.

* இது நமக்கு ஆற்றலைத் தருவதற்கான நல்ல ஆதாரம்

* செரிமானத்தை, ஜீரண சக்தியை மேம்படுத்துகிறது.

* தசைச் சோர்வைத் தடுக்கின்றது மட்டுமல்ல, அதன் வளர்ச்சிக்கும், இயக்கத்துக்கும் உதவுகின்றது.

* கீட்டோன் என்ற அமிலச்சத்து உருவாவதைத் தடுக்கின்றது.

* நோய்த் தடுப்பாற்றலை உருவாக்கும் மூலக்கூறுகளுக்கு உதவுகிறது.

ஆகவே ஆரோக்கியமான வாழ்வுக்கு கார்போஹைட்ரேட்டுகள் உறுதுணையாயிருக்கின்றன. அதே நேரத்தில், அவற்றினை அதிகமாக எடுத்துக்கொண்டால், பக்க விளைவுகள் ஏற்படவும் வாய்ப்பிருக்கின்றது, என்பதைப் புரிந்துக் கொள்ளவேண்டும்.

அதிக உடல் பருமன்:

உலகத்தில் இந்த காலத்தில் அதிக உடல்பருமன் உள்ளவர்களின் எண்ணிக்கை கணிசமாக அதிகரித்திருக்கின்றது. இதற்கு முக்கியமான காரணம், கார்போஹைட்ரேட்டுகளை அதிகமாக உடகொள்வதினால் ஏற்படுகின்றது என்றுகூறலாம். இதைத்தவிரஉடல்பருமன்அதிகரிப்பதற்கு கீழ்க்கண்ட மற்ற காரணங்களும் உண்டு.

* உடற்பயிற்சி செய்யாமல் இருப்பது

* பாஸ்ட் உணவு (*Fast Food*) மற்றும் குப்பை உணவு (*Junk Food*) அதிகமாக உண்ணுவது

* அதிக அளவில் உணவு உட்கொள்வது

* குறைவான நேரமே தூங்குவது

* பரம்பரையாக வரக்கூடிய மரபணுவின் தாக்கத்தினாலும் ஏற்படுவது.

* மன அழுத்தம் கூட உடல்பருமனை அதிகப்படுத்தக்கூடியது.

17.1.2 தவிர்ப்பதற்கு என்ன செய்யவேண்டும்?

நாம் சாப்பிடுகின்ற உணவிலே இயற்கையான பதப்படுத்தப்படாத கார்போஹைட்ரேட்டுகள் அதிகம் இருக்கவேண்டும். காய்கறிகள், பீன்ஸ் வகைகள் முழுத்தானியங்கள், சத்தான விதை வகைகள்(*Nuts*) ஆகியவற்றை அதிகம் சேர்த்துக்கொள்ளவேண்டும். பாஸ்ட் உணவு வகைகளைத் தவிர்ப்பது முக்கியம். அளவோடு உண்ணுவதும் மிகவும் அவசியம்.

நினைவில் வைக்க:

* கார்போஹைட்ரேட்டுகள் நமக்கு சக்தி கொடுக்கக்கூடிய அதிக சத்தான மூலக்கூறுகளாகும்.

* சாதாரண அல்லது இணைந்த கார்போஹைட்ரேட்டுகளுக்கு இடையிலான வித்தியாசங்களை நாம் புரிந்து கொள்ள வேண்டும்.

* சாதாரண (*Simple*) கார்போஹைட்ரேட்டுகள், பசியை நன்றாகப் போக்காது. இவைகளில் குறைந்த ஊட்டச் சத்துக்களே உள்ளன. ஆகவே இதனை கட்டுப்படுத்துங்கள்

* இணைந்த (*Complex*) கார்போஹைட்ரேட்டுகளின் அளவை உணவில் அதிக அளவில் சேர்க்கலாம். அவை அதிக போஷாக்கானவை மட்டுமல்ல, அதிகநேரம் பயன் தருபவை.

சிறுநீரகவியாதிக்கான உணவில் கார்போஹைட்ரேட்:

ஒருவேளை உங்களுக்கு சர்க்கரைவியாதி இருந்தால், எடை குறைவதற்கும், இரத்தத்தில் சர்க்கரை அளவைக் கட்டுப்படுத்துவதற்கும் நமது உணவில் சேர்த்துக் கொள்ளப்படும் கார்போஹைட்ரேட்டுகளின் அளவு குறைக்கப்படவேண்டும். ஒரு கார்போஹைட்ரேட் உணவு

பரிமாறுதல், (Serving) கிட்டத்தட்ட 60-100 கலோரி சக்தியை நமக்கு வழங்குகிறது. ஆகவே உங்களுக்கு உடல் எடை அதிகமாக இருந்தால், இந்த கார்போஹைட்ரேட் உணவு பறிமாறுதலை, எண்ணிக்கையில் குறைக்கவேண்டும்.

ஒருவேளை எடை குறைந்தவர்களாக நீங்கள் இருந்தால், இதை அதிகரித்துக் கொள்ளலாம். இரத்தத்தில் சர்க்கரை அளவைக் கட்டுப்படுத்துவதற்கு இந்த கார்போஹைட்ரேட் பரிமாறுதலைக் குறைக்கலாம். எடைகுறைப்பு மற்றும் சர்க்கரைவியாதி உள்ளவர்களுக்கு எவ்வளவு கார்போஹைட்ரேட் எடுத்துக் கொள்வது என்பதைச் சரியாகக் கணித்து உங்களுக்கு உதவ, நீங்கள் உணவியல் நிபுணரை (Dietitian) அணுகலாம். அவர்கள் உங்களுக்குத் தினசரி தேவைக்கேற்ற கார்போஹைட்ரேட்டுகளின் அளவை ஆலோசனையாக வழங்குவார்கள்.

பொதுவாக சிறுநீரகத்திற்கு உதவக்கூடிய (Kidney friendly) கார்போஹைட்ரேட்டுகள் என்ன என்பதைக் குறிப்பாகக் கீழே காணலாம்.

கார்போஹைட்ரேட் மற்றும் ஹீமோடையாலிஸிஸ் :

நீங்கள் ஆஸ்பத்திரி மையத்திலோ அல்லது வீட்டிலோ ஹீமோடையாலிசிஸ் செய்பவராக இருந்தால், உங்கள் உணவில் கார்போஹைட்ரேட்டின் தேவைகள் மாறுபடும். கார்போஹைட்ரேட் கொண்ட உணவுகளுக்கான உங்கள் தேவை, பொதுவாக உங்கள் உணவில் பாதிஅளவில் இருக்கும். இதன் பொருள், உங்கள் தினசரி உட்கொள்ளும் கலோரிகளில் 40-60 சதவிகிதம் கார்போஹைட்ரேட் உணவுகளில் இருந்து வர வேண்டும். உதாரணமாக, உங்கள் தினசரி தேவைகளைப் பூர்த்தி செய்ய உங்களுக்கு 2000 கலோரிகள் தேவைப்பட்டால் 800 – 1200 கலோரிகள் கார்போஹைட்ரேட் உணவுகளிலிருந்து வரவேண்டும். இது ஒரு நாளைக்கு 200– 275 கிராம் கார்போஹைட்ரேட்டுக்குச் சமம்.

கார்போஹைட்ரேட்டுகள் மற்றும் பெரிடோனியல் டயாலிசிஸ்:

நீங்கள் பெரிடோனியல் டயாலிசிஸ் செய்வதாக இருந்தால், ஹீமோடையாலிசிஸில் உள்ளவர்களைவிட கார்போஹைட்ரேட்டுகளின் தேவை உங்களுக்குக் குறைவாக உள்ளது.

உங்கள் டயாலிசிஸ் திரவத்தில் உள்ள குளுக்கோஸ் சதவீதம், மற்றும் நீங்கள் தேர்ந்தெடுக்கும் பெரிடோனியல் டயாலிசிஸ் முறைக்கு ஏற்றாற்போல் இது மாறுகிறது. தொடர்ச்சியான டயாலிசிஸ் முறையா, அல்லது தானியங்கி முறையா என்பதைப் பொறுத்து, உங்கள் உடல்

எவ்வளவு கலோரிகளை உறிஞ்சுகிறது என்பது மாறுபடுகின்றது. ஒரு லிட்டர் பெரிடோனியல் டயாலிசிஸ் திரவத்திலிருந்து எத்தனை கலோரிகள் உங்கள் உடல் உறிஞ்சிக் கொள்கின்றது என்பதைக் குறிப்பாக கீழே காணலாம்.

டெக்ஸ்ட்ரோஸ் அளவு விகிதம்	CAPD உறிஞ்சப்படும் கலோரிகள்	APD உறிஞ்சப்படும் கலோரிகள்
1.5%	31-36 கலோரிகள்/ 1லிட்டர்	20-26 கலோரிகள்/ லிட்டர்
4.25%	87-102 கலோரிகள்/ லிட்டர்	58-73 கலோரிகள் / லிட்டர்
2.5%	51-60 கலோரிகள் / லிட்டர்	34-43 கலோரிகள்/ லிட்டர்

17.2 புரதங்கள்

புரதச்சத்து என்பது நமது ஆரோக்கியத்திற்கு அத்தியாவசியமான ஒரு மேக்ரோ நியூட்ரியண்ட் ஆகும். ஆனால் புரதச்சத்து உள்ள உணவுப்பொருள்களில், இது ஒரே அளவில் இருப்பதில்லை ஆதலால் நீங்கள் நினைக்கும் அளவுக்கு இது உங்களுக்கு தேவைப்படுவதில்லை. புரதத்தைப் பற்றிய அடிப்படைகளைத் தெரிந்து கொள்வதும், ஆரோக்கியமான புரத உணவுகளுடன் உங்கள் உணவை வடிவமைப்பதைப் புரிந்துக்கொள்வதும் நல்லது.

17.2.1 புரதம் என்றால் என்ன?

புரதம் நம் உடல் முழுவதும் காணப்படுகிறது. இது தசை, எலும்பு, தோல் மற்றும் கிட்டத்தட்ட ஒவ்வொரு உடல் உறுப்பு அல்லது திசுக்களிலும் இருக்கின்றது. இது பல இராசாயன மாற்றங்களை ஏற்படுத்தும் என்சைம்களையும், உங்கள் இரத்தத்தில் ஆக்ஸிஜனைக் கொண்டு செல்லும் ஹீமோகுளோபினையும் உருவாக்குகிறது. உங்கள் உடலிலே குறைந்த பட்சம் 10,000 வகையான புரதங்கள் இருப்பதுமட்டுமின்றி, அவைகள் நீங்கள் என்னவாக இருக்கிறீர்கள் என்பதைத் தீர்மானிப்பதாகவும் இருக்கின்றன.

இருபதுக்கும் மேற்பட்ட அமினோ அமிலங்கள் என்னும் அடிப்படை கட்டுமானப் பொருட்களிலிருந்து புரதம் தயாரிக்கப்படுகிறது. நாம் அமினோ அமிலங்களைச் சேமித்து வைக்காததால், நம் உடல்கள் அவற்றை இரண்டு வெவ்வேறு வழிகளில் உருவாக்குகின்றன. இவை புதிதாக உருவாக்குதல் அல்லது மற்றவற்றை மாற்றியமைத்து உருவாக்குதல் என்பதே. ஹிஸ்டைடின், ஐசோலூரசின், லியூசின், லைசின், மெத்தியோனைனன், ஃப்பினைலலலனின், த்ரியோனைனன், டிரிப்டோபான் மற்றும் வாலின் ஆகிய ஒன்பது அமினோ அமிலங்கள், அத்தியாவசிய அமினோ அமிலங்கள் என அழைக்கப்படுகின்றன. இவை நாம் உண்ணும் உணவிலிருந்து வரவேண்டும்.

புரதங்களின் செயல்பாடுகள்:

✳ உடற் கட்டமைப்பிற்கும், வளர்ச்சிக்கும், உடல் திசுக்களின் பழுது சரிசெய்வது மற்றும் பராமரிப்புக்கும் புரதங்கள் முக்கியம்.

✳ அனைத்து நொதிகள், பல ஹார்மோன்கள், கொண்டு செல்லும் கேரியர்கள் மற்றும் இம்யூனோகுளோபுலின் போன்றவை புரதங்கள்.

✳ சவ்வூடுபரவல் அழுத்தம், இரத்தம் உறைதல், தசை இயக்கம் ஆகியவற்றைப் பராமரிப்பதில் புரதங்கள் பங்குவகிக்கின்றன

✳ உணவு உட்கொள்ளாமல் இருக்கும் போது, புரதங்களும் (அவற்றின் அமினோ அமிலங்களும்) உடலுக்குத் தேவையான சக்தியைக் கொடுக்கின்றன.

✳ நீங்கள் எடுத்துக்கொள்ளும் கலோரியின் அளவு போதுமானதாக இல்லாதபோது, புரதங்கள் ஆற்றலை 1 கிராம் புரதத்திற்கு 4 கிலோ கலோரி என்ற அளவுக்கு வழங்க முடியும். ஆனால் இது அவற்றின் முதன்மையான வேலை அல்ல.

✳ புரதங்கள் உடலுக்கு நைட்ரஜன், கந்தகம் (சல்பர்) மற்றும் பாஸ்பரஸின் முக்கிய ஆதாரமாகவும் உள்ளன.

17.3   நைட்ரஜன் சமநிலை

நேர்மறை நைட்ரஜன் சமநிலை:

* நைட்ரஜன் உட்கொள்ளல், வெளியீட்டை விட அதிகமாக இருக்கும் நிலை இதுவாகும்.

* நைட்ரஜனின் சில அளவு உடலில் தக்கவைக்கப்படுகிறது. அதனால் உடல் புரதத்தின் நிகர அதிகரிப்பு ஏற்படுகிறது.

* வளரும் குழந்தைகள், கர்ப்பிணிப் பெண்கள் அல்லது தீவிர நோய்க்குப் பிறகு குணமடைபவர்களுக்கு, நேர்மறை நைட்ரஜன் சமநிலை காணப்படுகிறது.

எதிர்மறை நைட்ரஜன் இருப்பு:

* இதில் நைட்ரஜன் வெளியீடு உள்ளீட்டை விட அதிகமாக உள்ளது.

* உடலில் இருந்து நைட்ரஜன் அளவு இழக்கப்பட்டு, உடலின் புரதத்தைக் குறைக்கிறது.

* நீடித்த எதிர்மறை நைட்ரஜன் சமநிலை, உயிருக்கு ஆபத்தானதாக முடியலாம்.

* இந்த நிலை, குவாஷியோர்கார் அல்லது மராஸ்மஸ் என்ற புரதச்சத்து குறைபாடால் பாதிக்கப்பட் குழந்தைகளில் காணப்படுகிறது.

* உண்ணும் உணவிலே போதுமான அளவு புரதச்சத்து இல்லையென்றால், (குறிப்பிட்ட ஒரு அமினோ அமிலம் குறைந்து போனால்) மற்றும் உடல் திசுக்களில் அழிவு அல்லது தீவிரமான நோய்ப்பாதிப்பு ஏற்பட்டால், இவற்றின் காரணமாக எதிர்மறை நைட்ரஜன் சமநிலை ஏற்படலாம்.

* வளர்ச்சியைத் தூண்டும் ஹார்மோன் மற்றும் இன்சுலின் ஆகியவை நேர்மறை நைட்ரஜன் சமநிலையை ஊக்குவிக்கின்றன. அதே சமயம், கார்டிகோஸ்டிராய்டுகள் போன்றவை, எதிர்மறை நைட்ரஜன் சமநிலையை ஏற்படுத்துகின்றன

* புற்றுநோய் மற்றும் கட்டுப்பாடற்ற நீரிழிவு எதிர்மறை நைட்ரஜன் சமநிலையை ஏற்படுத்துகிறது.

17.3.1 புரதங்களின் ஊட்டச்சத்து மதிப்புகளின் மதிப்பீடு என்னென்ன?

❋ புரதத்திறன் விகிதம் (PER)

❋ உயிரியல் மதிப்பு (BV)

❋ நிகர புரத பயன்பாடு (NPU)

❋ வேதியியல் மதிப்பெண்

புரதங்களின் தேவைகள்

❋ புரத உட்கொள்ளலின் தேவை, அதன் ஊட்டச்சத்து மதிப்பு, கலோரி உட்கொள்ளல் மற்றும் உடலியல் நிலைகள் (வளர்ச்சி, கர்ப்பம் மற்றும் பாலூட்டுதல்) ஆகியவற்றைப் பொறுத்தது.

❋ ஒரு வயது வந்தவருக்கு ஒரு நாளைக்கு சாப்பிடும் உணவில், புரதம் 0.8 முதல்– 1.0 கிராம் வரை / கிலோ உடல் எடைக்கு என்பது போதுமானது

❋ வளரும் குழந்தைகள், கர்ப்பிணி மற்றும் பாலூட்டும் பெண்களின் தேவை இதோடு ஒப்பிடும்போது, கிட்டத்தட்ட இரட்டிப்பாகும்.

உணவில் பரிந்துரைக்கப்படும் அளவுகள்

புரதம் -	1.2 g / kg /1 நாளுக்கு இதில் குறைந்தது 50 சதவீதமாவது உயர்நிலைப் புரதமாக இருக்க வேண்டும்.
கலோரி -	35 kcal/kg/1 நாளுக்கு 60 வயதுக்கு குறைந்தவர்களுக்கு 30-35 kcal/kg/1 நாளுக்கு 60 வயது அல்லது அதற்கு அதிகமானவர்களுக்கு
மொத்த கொழுப்பு -	25 %-35 % மொத்த சக்தியில் 25 – 35 %
நிறைவான கொழுப்பு -	< 7%
சோடியம் (உப்பு) -	80 – 100 மில்லி மோல்
பொட்டாசியம் -	< 1 mmol/kg அதிகமாயிருந்தால்
கொலஸ்டிரால் -	< 200 mg அதிகமாயிருந்தால்
மொத்த நார்ச்சத்து -	20 – 30 g / 1 நாளைக்கு

புரதத்தின் உணவு ஆதாரங்கள்:

✳ உணவிலுள்ள புரதச்சத்துக்களின் அளவு கீழ்க்கண்டவாறு மாறுபடும்.

✳ தானியங்கள் 6–12%, பருப்பு வகைகள் 18–22%, இறைச்சி 18–25%, முட்டை 10–14 %, பால் 3–4% மற்றும் கீரைவகைகள் 1–2 %.

✳ இறைச்சி வகையிலுள்ள புரதங்கள், காய்கறியிலிருக்கின்ற புரதங்களை விட உயர்ந்தவை.

பரிந்துரைக்கப்பட்ட உணவுக் கொடுப்பளவுகள் (*Recommended Daily Allowance*)

✳ பரிந்துரைக்கப்பட்ட உணவுமுறை / தினசரி கொடுப்பளவுகள் (*RDA*) உடலின் ஆரோக்கியம் மற்றும் உடல் செயல்திறனைப் பராமரிக்க, தினமும் உணவில் சேர்க்க வேண்டிய ஊட்டச்சத்துக்களின் அளவைக் குறிக்கிறது.

✳ ஆண்களுக்கான *RDA* பெண்களை விட 20 % அதிகமாக உள்ளது.

நாள்பட்ட சிறுநீரக நோயும் புரதச்சத்தும்:

தசையை உருவாக்கவும், திசுக்களைச் சரிசெய்யவும், தொற்றுநோயை எதிர்த்துப் போராடவும் உங்கள் உடலுக்குப் புரதம் தேவையாயிருக்கிறது. உங்களுக்குச் சிறுநீரக நோய் இருந்தால், நீங்கள் எவ்வளவு புரதம் சாப்பிடுகிறீர்கள் என்பதைக் கவனிக்க வேண்டும். அதிகப்படியான புரதம் உணவில் இருந்தால், உங்கள் இரத்தத்தில் கழிவுகள் அதிகமாகச் சேரலாம். மேலும் உங்கள் சிறுநீரகங்களால், கூடுதல் கழிவுகளை அகற்ற முடியாமல் போவதனால் சில பாதிப்புகள் வரக்கூடும்.

நாள்பட்ட சிறுநீரக நோய்க்கான உணவு வழிகாட்டுதல்கள் இதோ :

✳ தினசரி புரத உட்கொள்ளல் 0.6 – 0.8 கிராம் / கிலோ கிராம் உடல் எடைக்கு

✳ கலோரி உட்கொள்ளல் 30 – 35 கிலோ கலோரி / கிலோ கிராம் உடல் எடைக்கு

✳ மொத்த சக்தி உட்கொள்ளலில் கொழுப்புச்சத்து 30 சதவிகிதத்திற்கும் குறைவாக

✳ நார்ச்சத்து ஒருநாளைக்கு 25 முதல் 38 கிராம் வரையில்

✳ உப்பு ஒரு நாளைக்கு 2 முதல் 3 கிராம் வரையில்

* பொட்டாசியம் சத்துப் பொருட்கள் இரத்தத்தில் அதின் அளவைப் பொறுத்து, உணவில் கட்டுப்படுத்தவேண்டும்.

* ஒரு நாளைக்கு கால்சியம் சத்து 1500 மில்லி கிராம்

* ஒரு நாளைக்கு பாஸ்பரஸ் சத்து 0.8 முதல் 1 கிராம் வரை.

மருத்துவ ஊட்டச்சத்து சிகிச்சை:

ஆறு வகையான உணவுச்சத்துக்கள் ஒழுங்குபடுத்தப்படவேண்டும்:

* புரதம்

* சோடியம்

* பொட்டாசியம்

* பாஸ்பரஸ்

* கால்சியம்

* திரவ அளவு

புரதச்சத்து பரிந்துரைக்கப்படுகின்ற அளவு:

பெரிடோனியல் மற்றும் ஹீமோடையாலிசிஸ் செய்துகொண்டுவரும் நோயாளிகள், ஒரு நாளைக்கு 1.0 – 1.2 கிராம் / கிலோ உடல் எடைக்கு என்ற அளவில் புரத உட்கொள்ளல் தேவை.

டையாலிஸ் இன்னும் ஆரம்பிக்காத நாள்பட்ட சிறுநீரக நோயாளிக்கு, ஒரு நாளைக்கு 0.6 முதல் 0.8 கிராம் / கிலோ எடைக்கு புரத உட்கொள்ளல் பரிந்துரைக்கப்படுகிறது

நாள்பட்ட சிறுநீரக நோயாளிகள் நிலைக்கு 1 மற்றும் 2 ஆகியவற்றுக்கு இப்பொழுது உங்கள் உடல் எடையில் ஒரு கிலோகிராமுக்கு 0.8 கிராமுக்கு மிகாமல் உணவுப் புரதத்தை கட்டுப்டுத்துவது சிறந்தது என்று பரிந்துரைக்கப்படுகிறது.

BMI (kg/m2) Category / உடல் பருமன் குறியீடு வகை	Energy Requirements kcal/kg/d தேவைப்படும் கலோரிகள் அளவு
< 15	35 – 40
15 - 19	30 – 35
20 - 29	20 – 25
>30	15-20

தினமும் எடுத்துக்கொள்ளவேண்டிய புரத அளவின் பரிந்துரை

மருத்துவ நிலை	புரதச்சத்துத் தேவை ஒரு நாளைக்கு ஒரு கிலோ சரியான உடல் எடைக்கு தேவைப்படும் கிராம்
ஆரோக்கியமான நிலை	0.75
அறுவை சிகிச்சை, விபத்து போன்ற நெருக்கடி	1.0 – 1.5
இரத்த சுத்திகரிப்பு	1.2 – 1.4
வயிற்று வழி சுத்திகரிப்பு	1.3 – 1.5
தொடர் டயாலிஸிஸ்	1.7 – 2.0

17.4 சோடியம் சிறுநீரக வியாதியும் உப்பின் அளவும்

சோடியம்:

✱ சோடியம் நம் உடலில் இயற்கையாக இருக்கும் ஒரு முக்கியமான கனிமமாகும்.

✱ இது உடல் இரத்த அழுத்தம் மற்றும் திரவ சமநிலையைப் பராமரிக்க உதவுகிறது.

✱ டயாலிஸிஸ் செய்யும் நோயாளிகளுக்கு, அவர்கள் உடலிலுள்ள சோடியம் அளவைப் பொறுத்து, மருத்துவர்கள் மற்றும் உணவு ஆலோசகர் பரிந்துரைப்படி உணவில் உள்ள உப்பின் அளவு கட்டுப்படுத்தப்படுகிறது.

❊ சாதாரண உப்பைத்தான் சோடியம் என்று சொல்கிறோம்.

17.4.1 சோடியம் எங்கிருந்தெல்லாம் கிடைக்கிறது?

❊ பெரும்பாலான உணவுகளில் சோடியம் இயற்கையாகவே உள்ளது.

❊ இது மேஜை உப்பில் 40% சோடியம் மற்றும் 60% குளோரைட் என்ற விகித அளவில் உள்ளது.

❊ பொதுவாக சோடியம் பதப்படுத்தப்பட்ட உணவுகளைப் பாதுகாக்க அல்லது அவற்றின் சுவைக்காக சேர்க்கப்படுகின்றது. இந்த உப்பு, உணவில் சேருகின்ற சோடியத்தின் முக்கியமான பகுதி ஆகும்.

❊ இந்த உப்பு மிகவும் பதப்படுத்தப்பட்ட, உறைந்த காய்கறிகள், நெருப்பில் காயவைக்கப்பட்ட இறைச்சி மற்றும் ஊறுகாய் ஆகியவற்றிலும் அதிகம், இருக்கின்றது

❊ வெண்ணெய், சீஸ், ரொட்டிகள், சாலட் டிரஸ்ஸிங் மற்றும் பல காலை உணவுகளில் இது பயன்படுத்தப்படுகிறது.

17.4.2 இக்காலத்தில் உப்பு எவ்வாறு பயன்படுத்தப்படுகிறது?

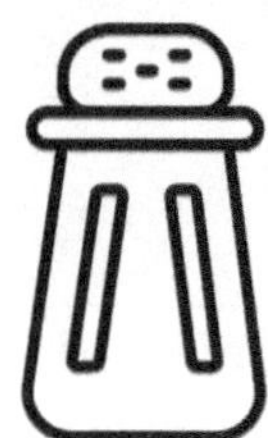

❊ உப்பு பல்வேறு வழிகளில் உணவுமுறையில் பயன்படுத்தப்படுகிறது. பதப்படுத்திய உணவுதயாரிப்பில் இது அதிகம் உபயோகிக்கப்படுகிறது.

❊ தயாரிக்கப்பட்ட, உறைந்த மற்றும் பதப்படுத்தப்பட்ட உணவுகளின் உற்பத்தியாளர்கள், பெரும்பாலும் தங்கள் தயாரிப்புகளின் சுவையை அதிகரிக்கவும் சோடியத்தைப் பயன்படுத்துகின்றனர்.

❊ இது உணவுப் பாதுகாப்புப் பொருளாகவும் அதிகம் பயன்படுத்தப்படுகிறது.

சோடியம் பின்வரும் உடல் செயல்பாடுகளுக்கு பங்களிக்கிறது:

❊ இரத்த அழுத்தம் மற்றும் இரத்த அளவைக் கட்டுப்படுத்துகின்றது.

❊ இது தசை இயக்கத்திற்கு உதவுகிறது.

✻ இரத்தம் மற்றும் உடல் திரவங்களின் அமில அடிப்படை சமநிலையை ஒழுங்குபடுத்துகிறது.

✻ செல்களுக்குள் இருக்கின்ற நீர்நிலையை சமநிலையில் பராமரிக்கிறது.

✻ அதிகப்படியான சோடியத்தை உட்கொள்வது, காலில் வீக்கம் அல்லது நீர் உடலிலே அதிகமாக தங்குவதற்கு வழிவகுக்கும்.

✻ சோடியத்தின் இயல்பான வரம்பு 135 – 145 MEq / லிட்டர் ஆகும்.

17.4.3 சிறுநீரக நோயால் பாதிக்கப்பட்டவர்களை சோடியம் எவ்வாறு பாதிக்கிறது?

✻ சிறுநீரக நோய் இருந்தால், உங்கள் சிறுநீரகம் உங்கள் உடலில் இருந்து அதிகப்படியான சோடியம் மற்றும் திரவத்தை அகற்ற முடியாது.

✻ உங்கள் திசுக்கள் மற்றும் இரத்த ஓட்டத்தில் சோடியம் மற்றும் திரவ அளவு அதிகரிக்கும் போது, உங்கள் இரத்த அழுத்தம் அதிகரிக்கிறது மற்றும் அதனால் நீங்கள் ஆரோக்கியமில்லாமையை உணர்கிறீர்கள்

✻ இதனால் உயர் இரத்த அழுத்தம் ஏற்பட்டு, ஆரோக்கியமற்ற சிறுநீரகங்களுக்கு அதிக சேதத்தை ஏற்படுத்தும் வாய்ப்பு உருவாகின்றது.

✻ இந்த சேதம் சிறுநீரக செயல்பாட்டை மேலும் குறைத்து, இதன் விளைவாக இன்னும் அதிகமாக திரவம் மற்றும் கழிவுகள் உடலில் சேர்ந்துவிடுகின்றன. அதன் அறிகுறிகளும் உருவாகின்றன.

அதிக சோடியம் சத்தால் ஏற்படும் பிரச்சனைகள்

✻ இதய செயலிழப்பு

✻ கை, கால்களில் வீக்கம்

✻ மூச்சுத் திணறல்

✻ சோடியம் மூலப்பொருளாக உப்பில் அடங்கியுள்ளது. பொதுவாக

மருத்துவரால் தினசரி உணவில் சேர்க்கக்கூடிய சோடியம் அளவு உலக சுகாதார அமைப்பின் படி,(WHO) இவ்வாறு பரிந்துரைக்கப்படுகிறது.

✻ சோடியம் சேர்க்கக்கூடிய அளவு 2 கிராம் / ஒரு நாளைக்கு

✻ உப்பில் சோடியம் 2.5 கிராம் / 5 கிராம்

உங்கள் ஆரோக்கிய நிலைக்கேற்ப, இந்தப் பரிந்துரைகள் மாறும்.

கவனிக்கவேண்டிய குறிப்புகள்:

✻ பொதுவான உப்பு என்பதையே சரியான அளவில் பயன்படுத்தவும்

✻ லோனா சால்ட் போன்ற உப்பு வகைகளை எடுக்கவேண்டாம்.

✻ சமைக்கும் போது மற்றும் மேஜையில் உப்பு சேர்ப்பதை நிறுத்துங்கள்

✻ உங்கள் உணவில் சுவை சேர்க்க, சோடியம் இல்லாத மசாலாப் பொருட்களைச் சேர்க்கலாம்.

✻ துரித உணவுகளை தவிர்க்க முயற்சி செய்யுங்கள்

உணவு மற்றும் மருந்து நிர்வாகம் (FDA) அனுமதித்துள்ள உணவிலே அனுமதிக்கப்பட்ட சோடியம் அளவு பின்வருமாறு:

குறைக்கப்பட்ட உப்பு உண்பதைக் கற்றுக்கொள்ளுங்கள்:

✻ சோடியம் இல்லாத உணவு - ஒரு சேவைக்கு மிகச்சிறிய அளவு மட்டுமே.

✻ மிகக் குறைந்த சோடியம் - ஒரு சேவைக்கு 35 மி.கி அல்லது அதற்கும் குறைவாக

✻ குறைந்த சோடியம் - ஒரு சேவைக்கு 140 மி.கி அல்லது அதற்கும் குறைவாக

✻ குறைக்கப்பட்ட சோடியம் - சோடியத்தின் அளவு 25% குறைக்கப்பட்ட உணவுகள்

✻ சோடியத்தில் இலகு வகை - சோடியம் குறைந்தது 50% குறைக்கப்பட்ட உணவுகள்

17.4.4   சோடியம் நிறைந்த உணவுகள் என்னென்ன?

✻ பதப்படுத்தப்பட்ட இறைச்சிகள்

✻ சில உறைந்த அல்லது பதப்படுத்தி அடைக்கப்பட்ட உணவுகள்

✻ சீஸ், வெண்ணெய், சாஸ்கள், ரொட்டிகள், பாஸ்தா கலவைகள்

✻ வணிக அரிசி வகைகள்

✻ உணவகத்தில் வழங்கப்படும் உணவுகள், துரித உணவுகள் மற்றும் பாக்கிங் செய்யப்பட்ட உணவுகளில், பொதுவாக சோடியம் அதிகமாக இருக்கும்.

* புகையில் வாட்டிய இறைச்சி (Smoked meat), கடல் மீன் ஆகியவகை உணவு வகைகள்

* உருளைக்கிழங்கு சிப்ஸ், உப்பு சேர்க்கப்பட்ட பிஸ்கட், உப்பு சேர்க்கப்பட்ட பாப்கார்ன், நம்கீன்ஸ் போன்ற சில தின்பண்டங்கள்

* பேக்கிங் சோடா, சமையல் சோடா, சோடியம் பென்சோயேட்,

* ஊறுகாய் வகைகள்

* ரெடிமேட் மசாலா போன்ற சில உணவு சேர்க்கைகள்.

* உலர்ந்த பழங்கள் மற்றும் கொட்டைகள்

* குளிர்ந்த பானங்கள்,சத்து பானங்கள், சாக்லேட்டுகள்,, சாக்லேட் பானங்கள் மற்றும் புட்டிங் கலவைகள் போன்ற பானங்கள்.

* பன்றி இறைச்சி போன்ற விலங்கு இறைச்சி (Animal meat), ஹாம், கருவாடு போன்றவைகள்.

17.5 பொட்டாசியம்

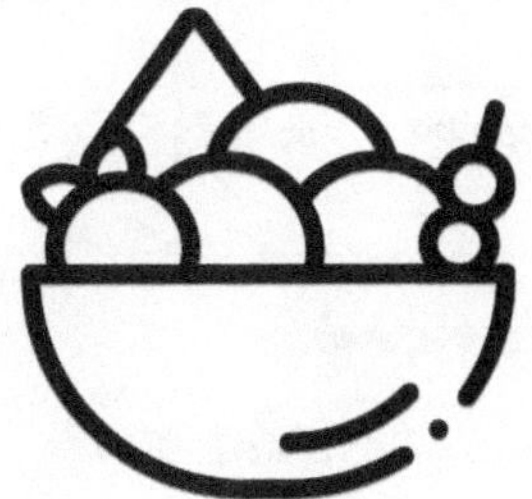

பொட்டாசியம் என்பது நீங்கள் உண்ணும் உணவுகளில் காணப்படும் மற்றொரு கனிமமாகும். இதுவும் ஒரு எலக்ட்ரோலைட். எலக்ட்ரோலைட்டுகள், உடல் முழுவதும் மின் தூண்டுதல்களை சீராக நடத்துகின்றன. பொட்டாசியம் உடலின் அத்தியாவசிய இயக்கத்திற்கு மிகவும் உதவுகின்றது. அவையாவன:

* இரத்த அழுத்தம்

* சாதாரண நீர் சமநிலை

* தசை இயக்கம்

* நரம்பு இயக்கம்

* ஜீரணசக்தி, குடல் இயக்கம்

* இருதயத் துடிப்பு

* அமிலத்தன்மை / காரத்தன்மையின் சமநிலை

உங்கள் உடல் பொட்டாசியத்தை இயற்கையாக உற்பத்தி செய்வதில்லை. ஆகவே பொட்டாசியம் சரியான அளவிலுள்ள உணவுகள் மற்றும் பானங்களின் சரியான அளவை உட்கொள்வது நல்லது.

பொட்டாசியம் இரத்தத்தில் இருக்கவேண்டிய அளவு:

* சரியான அளவு – 3.5 முதல் 5.0 மி.ஈக். வரை

* அதிகமான நிலை – 5.1 முதல் 6.0 மி.ஈக் வரை

* அபாயகரமான உயர்வு 6.0 மி.ஈக்குக்கும் மேலே

அட்டவணை இதோ:

நிலைகள்	பொட்டாசியம் அளவு (MEq/L))
சரியான அளவு	3.5 - 5.0
உயர் நிலை	5.1 - 6.0
அபாயகரமான உயர் நிலை	> 6.0

பொட்டாசியம் நிறைந்த உணவுகள்:

* உலர்ந்த பழங்கள் மற்றும் கொட்டைகள்

* கருப்பட்டி, வெல்லக்கட்டிகள், ஜாம்

* கருப்பு தேநீர், கருப்பு காபி, பழச்சாறு, ஸ்குவாஷ் மற்றும் பாட்டில் பானங்கள்

* இளநீர், தேங்காய் மற்றும் அது சார்ந்த உணவுகள்

* ஸ்குவாஷ், கெட்ச்அப் மற்றும் டின்னில் அடைக்கப்பட்ட உணவுகள்

* புதினா சட்னி மற்றும் தேங்காய் சட்னி

* பச்சை சாலடுகள் போன்ற பச்சைக் காய்கறிகள்

* ராகி மற்றும் அதன் தயாரிப்புகள்

* அனைத்து சூப் வகைகள்

* பழங்கள், ஆரஞ்சு, மாம்பழம், வாழைப்பழம், மாதுளை, பேரிச்சம்பழம்

* அவகாடோ, உலர்ந்த ஆப்ரிகாட், நெல்லிக்காய்

* உருளைக்கிழங்கு

உங்கள் உணவில் பொட்டாசியம் அளவைக் குறைக்க சில பயனுள்ள குறிப்புகள்:

1. **காய்கறிகள்:** கழுவி தோல் நீக்கிய காய்கறிகளை, வேகவைத்த தண்ணீரில் குறைந்தது ½ மணிநேரமாவது ஊறவைக்கவேண்டும். பின்னர் இந்த தண்ணீரை வடிகட்டிவிட்டு, காய்கறிகளை, புதிதாக தண்ணீரில் வேகவைத்து சமைக்கவும். சமைக்கும் தண்ணீரை வெளியே கொட்டிவிடுங்கள்.

2. **பழங்கள்:** பொதுவாக அனைத்து வகையான பழங்களிலும் பொட்டாசியம் அதிகமாக இருக்கின்றது. எனவே பொட்டாசியம் குறைவாக உள்ள ஆப்பிள், கொய்யா, பப்பாளி, பேரிக்காய் போன்ற பழங்களை எடுத்துக் கொள்ளலாம். நீங்கள் 2 – 3 துண்டுகள் மட்டுமே ஒரு நாளைக்கு சாப்பிடுவது நல்லது.

3. **மசாலா:** மசாலாப் பொருட்களில் பொட்டாசியம் சத்து அதிகமாக உள்ளது. எனவே அவற்றின் பயன்பாட்டைக் குறைக்கவும்.

அதிக பொட்டாசியம் உணவு பட்டியல்

அதிக பொட்டாசியம் உள்ள காய்கறிகள்:

* அமராந்த்

* கொத்தமல்லித் தழை

* கீரை வகைகள்

* உருளைக்கிழங்கு

* இனிப்பு உருளைக்கிழங்கு

* மரவள்ளிக்கிழங்கு

* முருங்கைக்காய்

* கத்தரிக்காய்

* தக்காளி

குறைந்த பொட்டாசியம் உள்ள காய்கறிகள்:

* வெந்தய இலைகள்
* பீட்ரூட்
* முள்ளங்கி (இளஞ்சிவப்பு)
* சுரைக்காய்
* அகன்ற பீன்ஸ்
* வெள்ளரிக்காய்
* நூல் கோல்
* பட்டாணி
* பீர்க்கங்காய்
* புடலங்காய்
* செளசெள

அதிக பொட்டாசியம் உள்ள பழங்கள் :

* மாம்பழம்
* சப்போட்டா
* நெல்லிக்காய்
* சாத்துக்குடி
* முலாம்பழம்
* மாதுளை
* சிவப்பு வாழைப்பழம்
* பேரிச்சம்பழம்

குறைந்த பொட்டாசியம் உள்ள பழங்கள்:

* ஆப்பிள்
* பப்பாளி
* கொய்யா
* தர்பூசணி

* பேரிக்காய்

* அன்னாசி

அதிக பொட்டாசியம் உள்ள கொட்டைகள்

* பாதாம் கொட்டை

* பிஸ்தா பருப்பு

* பூசணி விதை

* ஆளி விதை

* பிரேசில் கொட்டைகள்

* உலர்ந்த, வறுத்த வேர்க்கடலை

குறைந்த பொட்டாசியம் உள்ள கொட்டைகள்

* வால்நட்

* முந்திரிப்பருப்பு

17.6 பாஸ்பரஸ்

உடலிலுள்ள பாஸ்பரஸ் என்பதின் அளவு, சிறுநீரகங்களால் இரத்தத்தில் கட்டுப்படுத்தப்படுகிறது. இது உடலின் சாதாரண அமில / கார சமநிலையை சரியாகப் பராமரிக்க உதவுகிறது. சிறுநீரக செயலிழப்பின் போது பாஸ்பரஸ் அளவு இரத்தத்தில் அதிகரித்துவிடுவதால், இந்த அதிகப்படியான பாஸ்பரஸ் இரத்தத்தில் கால்சியத்தின் அளவைக் குறைத்து, இதன் விளைவாக எலும்புகள் பலவீனமாகின்ற வாய்ப்பு அதிகமாகின்றது.

* பல உணவுகளில் உள்ள கனிமங்களில் பாஸ்பரஸ் காணப்படுகின்றது.

* ஆரோக்கியமான சிறுநீரகங்களில் இது சிறுநீரில் இருந்து, சீராக வெளியேறுகிறது. சிறுநீரக பாதிப்பின்போது, பாஸ்பரஸ் இரத்தத்தில் அதிகமாகி கீழ்க்கண்ட சிக்கல்களை ஏற்படுத்தலாம்.

* தசை வலி மற்றும் பிடிப்பு

* எளிதில் உடையக்கூடியதாக எலும்புகளைப் பலவீனப்படுதல்

* இதயம், தோல், மூட்டுகள் மற்றும் இரத்தநாளங்களில் கால்சியம் சத்து உறைந்து விடுதல்

* வழக்கமாக உங்கள் உணவில் ஒரு நாளைக்கு 1000மி.கி பாஸ்பரஸ் மட்டுமே இருக்கும். கீழ்க்கண்ட அதிக பாஸ்பரஸ் உணவுகளைக் குறைத்துவிடுவதே நல்லது.

கீழ்க்கண்ட அதிக பாஸ்பரஸ் உணவுகளை தவிர்க்கவும்:

* பால் பொருட்கள்

* உலர்ந்த பீன்ஸ் மற்றும் பருப்பு

* பதப்படுத்தப்பட்ட இறைச்சிகள், சிவப்பு இறைச்சி

* பன்றி இறைச்சி, மாட்டிறைச்சி

* கொழுப்பு மீன், மற்றும் ஷெல் மீன்*(Shell fish)*

* பால், தயிர், சீஸ், ஈஸ்ட் வகைகள்

* உலர்ந்த பழங்கள் மற்றும் காய்கறிகள்

* டார்க் சாக்லேட்டுகள்

* கார்பனேற்றப்பட்ட கோலா பானங்கள்

17.7 திரவம்

திரவங்கள் என்பது தண்ணீரை மட்டும் குறிப்பதல்ல. உங்கள் சிறுநீரகத்தின் முக்கியமான வேலை, உடலில் இருந்து திரவத்தை அகற்றுவதாகும். நன்றாக வேலை செய்யும் சிறுநீரகத்தில், அதிகப்படியான நீர் சிறுநீரின் மூலம் வெளியேற்றப்படுகிறது. உங்கள் சிறுநீரகம் மிகவும் திறனுள்ளதாக இருப்பதால், அது உடலின் செயல்பாடுகளுக்கு ஏற்ப, தேவையான திரவத்தை வெளியேற்றி, சரியான அளவில் உடலில் வைத்திருக்கின்றது. இது ஒரு ஆச்சரியமான செயல்திறன் ஆகும்.

சிறுநீரகத்தின் செயல்பாடு குறையும் போது, அது கூடுதல் திரவத்தை அகற்ற முடியாமல் போய்விடுகிறது. ஆகவே அதிகமான திரவம் உங்கள் உடலிலே தங்கிவிடுகின்ற அபாயம் ஏற்படுகின்றது.

* சிறுநீரக பாதிப்பு உள்ளவர்கள் மற்றும் டயாலிஸிஸ் செய்பவர்களுக்கு, சிறுநீர் வெளியேறும் அளவு வெகுவாக குறைந்துவிடும்;. அதனால் உடலில் திரவம் அதிகரித்து, ஆபத்து ஏற்படலாம்.

கீழ்க்கண்ட பிரச்சனைகள் தோன்றலாம்.

✳ உடல் முழுவதும் வீக்கம்

✳ மூச்சுத்திணறல் ஏற்படுதல்

✳ இரத்த அழுத்தம் அதிகரித்தல்

✳ எடை அதிகரித்தல்

பொதுவான குறிப்புகள்:

✳ உடலில் திரவங்களின் அளவு மிகக்குறைந்து போனால், இரத்த அழுத்தம் குறையலாம். இதுவும் சிறுநீரகங்களுக்கு மேலும் பாதிப்பை ஏற்படுத்தும்.

✳ நீர் ஒரு முக்கிய ஊட்டச்சத்து என்பதை நீங்கள் அறிந்திருப்பீர்கள். நமது உடலில் இந்தத் திரவ சமநிலையை ஒழுங்குபடுத்துவதில் சிறுநீரகம் முக்கிய பங்கு வகிக்கிறது.

✳ ஒவ்வொரு டயாலிஸிஸ் சிகிச்சைக்கும் இடையில், நோயாளிகள் சாப்பிடும் உணவுகளில் உள்ள நீர்ச்சத்து அதிகமாவதன் காரணமாக சிறிது எடை கூடும் என எதிர்பார்க்கப்படுகிறது.

✳ டயாலிஸிஸ் சிகிச்சை உடலில் உள்ள கழிவுகளை அகற்றி, உடலில் அதிக திரவம் சேர்வதையும் தடுக்கிறது.

✳ உங்கள் மொத்த திரவ உட்கொள்ளல் குறித்து நீங்கள் கவனமாக இருக்கவேண்டும். தேநீர், பால், அரிசிக்கஞ்சி, தண்ணீர் மற்றும் வேறு எந்த திரவ வடிவமும் (மெல்லிய சாம்பார், ரசம், மோர் உட்பட) திரவக்கணக்கிலேயே சேரும் என்பதை நினைவில் கொள்ளுங்கள்.

✳ அறை வெப்பநிலையில் உருகும் அனைத்து உணவுகளையும் கூட திரவங்களாகவே எண்ணுங்கள்.

18. அடிக்கடி கேட்கப்படும் கேள்விகளும் அதற்கான விளக்கமான பதில்களும்

18.1 சிறுநீரக பாதிப்பு உள்ளவர்களுக்கு ஏற்ற உணவுமுறை என்ன?

டயாலிஸிஸ் சிகிச்சை பெறும் நோயாளிகள், தங்கள் உணவிலே அதிக புரதச்சத்து சேர்த்துக்கொள்ளவேண்டும். முதல் தரமான புரதச்சத்துக்கள் இரத்தத்தில் அதிக கழிவு உப்புகள் சேருவதைக் குறைக்கும். ஆட்டிறைச்சி, கோழிக்கறி, மீன் மற்றும் முட்டை வெள்ளைக்கரு போன்றவை சிறந்த புரதச்சத்தைத் தருபவையாகும். மாமிசம் சாப்பிடாதவர்கள், அதிகப் புரதச்சத்திற்காக பால், சுண்டல் மற்றும் பயிறு போன்றவற்றைச் சேர்த்துக் கொள்ளலாம்.

18.2 சிறுநீரக பாதிப்புக்கு உணவுமுறை ஏன் முக்கியம்?

சிறுநீரக ஆரோக்கியத்திற்கு ஏற்ற உணவு முறைகளைக் கைக்கொள்வது உங்கள் சிறுநீரக பாதிப்பைச் சரிசெய்வதற்கு மட்டுமின்றி, சிறுநீரகம் செயலிழக்கும் வேகத்தைக் குறைப்பதற்கும் உதவுகின்றது. இந்த உணவுமுறை உங்கள் உடம்பிலே சிறுநீரகம் சரியாக செயல்படாததால், தாதுப் பொருட்கள் அதிகமாகச் சேர்வதைத் தடுக்கிறது.

18.3 சிறுநீரக பாதிப்பு இருந்தால் எந்தெந்த சத்துக்களை உணவில் தவிர்க்கவேண்டும்?

சிறுநீரக பாதிப்புள்ளவர்கள் சோடியம், பொட்டாசியம் மற்றும் பாஸ்பரஸ் போன்ற சத்துக்களை உணவில் கட்டுப்படுத்துவது அவசியம். உங்களுடைய தனிப்பட்ட தேவைக்கேற்ற உங்களுடைய உணவுக் கட்டுப்பாடு முறைகள், நீங்கள் சிகிச்சைபெறும் மருத்துவனையில் அல்லது

டயாலிஸிஸ் செய்துக்கொள்ளும் மையத்தில் உள்ள உணவு வல்லுநரிடம் கலந்து பேசி, வடிவமைத்துக் கொள்வது நல்லது.

18.4 எந்த வகையான உணவுகள் உங்கள் சிறுநீரகத்திற்குத் தீங்கு விளைவிக்கக்கூடும்? ஏன்?

பதப்படுத்தப்பட்ட உணவுகளைச் சாப்பிடுதல் பாதிப்புகளை ஏற்படுத்தலாம். பதப்படுத்தப்பட்ட உணவு வகைகளிலே உப்பின் அளவு (சோடியம்) மற்றும் பாஸ்பரஸ் அளவும் அதிகமாக இருக்கின்றன. அநேக ஆராய்ச்சி முடிவுகள், பதப்படுத்தப்பட்ட உணவுகளிலிருக்கும் அதிகப்படியான பாஸ்பரஸ், சிறுநீரக நோயாளிகளுடைய சிறுநீரகத்திற்கும், எலும்புகளுக்கும் கேடுவிளைவிக்கக்கூடியவை என்று கூறுகின்றன. ஆகவே சிறுநீரக பாதிப்புக்குள்ளானவர்கள், தங்கள் உணவில் பாஸ்பரஸின் அளவு அதிகம் இல்லாதபடி கவனமாகப் பார்த்துக்கொள்வது அவசியம்.

18.5 டயாலிஸிஸ் சிகிச்சை செய்துகொள்பவர்களுக்கு உணவிலே என்னென்ன கட்டுப்படுத்தப்படுகின்றது?

பொட்டாசியம் சத்து அதிகம் உள்ள சில பழங்கள், காய்கறி, கீரை வகைகள் மற்றும் பால் சார்ந்த பண்டங்களைக் குறைக்க பரிந்துரைக்கப்படுகிறது. பாஸ்பரஸ் என்னும் தாதுப்பொருள் டயாலிஸிஸ் சிகிச்சையினால் இரத்தத்திலிருந்து அதிகமாக வடிகட்டப்பட இயலாததால், இதனை உணவில் கட்டுப்படுத்துவதும் அவசியமாகின்றது.

18.6 டயாலிஸிஸ் சிகிச்சையிலிருப்பவர்களுக்கு உணவிலே புரதச்சத்து ஏன் தேவைப்படுகின்றது?

ஒருவர் டயாலிஸிஸ் சிகிச்சை மேற்கொள்ள ஆரம்பித்த பின்பு, இரத்தத்திலே புரதச்சத்து குறைந்துவிடாமல் இருப்பதற்காக உணவிலே புரதச்சத்து அதிகமாகச் சேர்த்துக் கொள்வது அவசியமாகின்றது. இது உடல் நலத்தை பாதுகாக்கும்.

புரதச்சத்தின் கழிவுகளை டயாலிஸிஸ் சிகிச்சை இரத்தத்திலிருந்து அகற்றிவிடுவதினால், இவர்கள் டயாலிஸிஸ் சிகிச்சைக்கு முந்தின நிலையைப் போல், ஆகாரத்தில் புரதச்சத்தைக் குறைக்கவேண்டிய அவசியமில்லை.

18.7 சிறுநீரகநோயாளிகள் அரிசி உணவைச் சாப்பிடலாமா?

சிறுநீரக பாதிப்பிற்கான உணவுமுறையிலே அரிசி முக்கியமான பங்கு வகிக்கின்றது. இது போதுமான அளவிற்கு உடலுக்குச் சக்தி அளிக்கின்றது மட்டுமின்றி, இதிலே பாதிக்கக்கூடிய தாதுச்சத்துக்கள் குறைவாக இருப்பதினால் டயாலிஸிஸ் செய்யும் நபர்களுக்கு நல்ல பலனளிக்கின்றது.

18.8 உணவுமுறை மாற்றங்கள் எப்படி சிறுநீரக பாதிப்பை சீர்ப்படுத்துகின்றன?

நீங்கள் என்ன சாப்பிடுகிறீர்கள், என்ன அருந்துகிறீர்கள் என்பவை, உங்கள் உடலில் உப்பு மற்றும் தாதுப்பொருட்களை சமநிலையில் வைத்து, நீங்கள் ஆரோக்கியமாக வாழ, உணர உதவி செய்கின்றது. சோடியம், பொட்டாசியம் மற்றும் பாஸ்பரஸ் போன்றவற்றைத் தவிர்த்து, ஆலோசனையாகச் சொல்லப்பட்ட ஆரோக்கியமான உணவு வகைகளைச் சாப்பிடுவது, சிறுநீரக வியாதியினால் ஏற்படும் மற்ற பின்விளைவுகளை தடுக்கவும், குறைக்கவும் உதவுகின்றது.

18.9 சிறுநீரக பாதிப்பு சம்பந்தப்பட்ட ஐந்து சத்துக்கள் என்னென்ன?

சிறுநீரக பாதிப்புக்கான உணவு கட்டுப்பாட்டிலுள்ள முக்கியமானவை இதோ:

❋ **புரதச்சத்து:** சரியான அளவிலே புரதச்சத்து உள்ள உணவு வகைகளை உண்பது மிக முக்கியம்.

❋ **உப்பு:** உப்பு அல்லது அதிலுள்ள சோடியம் சத்தானது உணவில் அதிகமானால், அதனால் இரத்த அழுத்தம் அதிகமாகலாம். உடலிலே அதிகமாக திரவங்கள் தங்கிவிடக்கூடும். இதன் காரணமாக உங்கள் இருதயம் மற்றும் நுரையீரல் பாதிப்புகள் உருவாகலாம். ஆகவே, இதனை சிறுநீர் பாதிப்பிலுள்ளவர்கள் கவனத்தில் கொண்டு, உப்பின் அளவைக் குறைப்பது நல்லது.

❋ **பொட்டாசியம்:** பொட்டாசியம் சத்து சில உணவுப் பொருட்களில் அதிகமாக இருப்பதினால், அவற்றைக் கவனித்து உணவுமுறையில் மாற்றங்கள் செய்துகொள்வது நல்லது.

❋ **பாஸ்பரஸ்:** பாஸ்பரஸ் சத்து அதிகமான உணவுகளைத் தவிர்ப்பது சாலச்சிறந்தது.

✻ **கால்சியம்:** கால்சியம் சத்து உடலிலுள்ள எலும்புகளின் சக்திக்கும் உறுதிக்கும் தேவையானது. கால்சியம் உள்ள உணவுப் பொருட்களைச் சாப்பிடலாம். அநேகருக்கு சிறுநீரக பாதிப்பின்போது கால்சியம் இரத்தத்தில் குறைந்து போவதற்கு வாய்ப்பு இருப்பதால், இதைச் சரிசெய்வதற்கு மருத்துவர் கால்சியம், வைட்டமின் டி போன்ற மாத்திரைகளைக்கூட பரிந்துரைப்பார்.

18.10 என்னென்ன உணவுப்பொருட்கள் சிறுநீரக பாதிப்பை மோசமாக்கக்கூடியவை?

எளிதாக ஜீரணித்துக் கொள்ளமுடியாத, அதிக புரதச்சத்துள்ள மாமிச வகைகள், பால் சம்பந்தமான உணவுப்பொருட்கள் சிறுநீரகப்பாதிப்பில் பிரச்சனைகளை ஏற்படுத்தலாம். இதன் கழிவுப் பொருட்களை வெளியேற்றும் அதிக வேலை சிறுநீரகங்களின் மேல் சுமத்தப்படுகின்றது. அதிகப் புரதச்சத்துள்ள உணவு வகைகள் சிறுநீரகப் பாதிப்பை ஏற்படுத்துவதுமன்றி, ஏற்கனவே பாதிப்பு இருந்தால், அதை அதிகப்படுத்தவும் கூடும்.

18.11 சிறுநீரக நோயாளிகள் தக்காளிப்பழம் சாப்பிடலாமா?

ஆரம்ப சிறுநீரக பாதிப்புள்ளவர்கள் மற்றும் மாற்று சிறுநீரக அறுவை சிகிச்சை செய்து கொண்டவர்கள் தக்காளிப்பழங்கள் உணவில் கட்டுப்படுத்த வேண்டியதில்லை. உங்கள் இரத்தப் பரிசோதனை முடிவுகளில், உங்களுக்கு பொட்டாசியம் சத்து அதியமாயிருந்தால், உங்கள் மருத்துவர் மற்றும் உங்கள் சிறுநீரக உணவு ஆலோசனை நிபுணர் உங்களுக்கு இதைப்பற்றி அறிவுரை கூறுவார். உணவில் தக்காளிப்பழம் நீங்கள் சேர்த்துக் கொள்ளும் அளவைப் பொறுத்து, பொட்டாசியம் சத்து முக்கியத்துவம் பெறுகிறது.

18.12 சிறுநீரக நோயாளிகளுக்கு பொட்டாசியம் சத்தைக் கட்டுப்படுத்துவதற்கு உணவுமுறையில் என்னென்ன ஆலோசனைகள் வழங்கப்படுகின்றன?

இரத்தத்தில் பொட்டாசியம் சத்து அதிகமாவதைக் கட்டுப்படுத்துவதற்கு, பொட்டாசியம் அதிகமாக உள்ள வாழைப்பழம், அவாகாடோ மற்றும் உலர்ந்த கொட்டை வகைகள் ஆகியவற்றை உண்பதைத் தவிர்க்கவேண்டும். பொட்டாசியம் குறைவாக உள்ள

பழவகைகள் மற்றும் காய்கறி வகைகளை, உணவில் சேர்க்க முயற்சி செய்யலாம். நன்றாகக் கழுவிய தோலுரித்த காய்கறிகள், கீரைகள் ஆகியவற்றை தண்ணீரில் வேகவைத்து, அந்த நீரை வடிகட்டி நீக்கிவிட்டு, பின்பு அதனைச் சமைத்து சாப்பிடுவது நல்லது.

18.13 சிறுநீரக செயலிழப்பு ஏற்பட்டவர்களுக்கு என்ன வகையான உணவு பரிந்துரைக்கப்படுகின்றது?

சோடியம் உப்பு, பாஸ்பரஸ் மற்றும் புரதச்சத்து குறைவாக உள்ள உணவு சிறுநீரக ஆரோக்கிய உணவாக கருதப்படுகின்றது. அதுமட்டுமல்ல, சாப்பிடுகிற புரதச்சத்து உயர்நிலை வகையானதாக இருப்பது நல்லது. சில நேரங்களில் அருந்துகின்ற தண்ணீரின் அளவையும் கட்டுப்படுத்த வேண்டியதிருக்கும். சிலருக்கு பொட்டாசியம் சத்து மற்றும் பாஸ்பரஸ் சத்து குறைக்க வேண்டியதிருக்கலாம். ஒவ்வொருவரின் இரத்தத்தில் இந்தச் சத்துக்களின் அளவைப் பொருத்து, உணவு ஆலோசனை மாறுபடும்.

18.14 சிறுநீரக நோயாளிகள் என்னென்ன செய்யலாம்? என்னென்ன செய்யக்கூடாது?

செய்யலாம்	செய்யக்கூடாது
திரவச்சத்து சரியாக இருக்குமாறு பார்த்துக் கொள்ளவேண்டும்.	திரவநிலை உடலிலே அதிகமாகிவிடக்கூடாது.
சிறுநீரகத்திற்கு பாதிப்பில்லாத பழங்கள், காய்கறிகள் ஆகியவற்றை உணவில் சேர்த்துக் கொள்ளலாம்.	புகைப்பிடிக்கக்கூடாது
இயற்கையான பொருட்களை சமையலுக்குப் பயன்படுத்துங்கள்.	உணவில் சர்க்கரை மற்றும் உப்பின் அளவை அதிகமாக எடுத்துக்கொள்ளக் கூடாது
ஒழுங்காக உடற்பயிற்சி மேற்கொள்ளுங்கள்	மது அருந்துவது கூடாது

18.15 நான்காம் நிலை சிறுநீரக பாதிப்புக்கு (CKD - Stage -4) ஏற்ற உணவு வகை என்ன?

✻ பதப்படுத்த உணவைவிட, புதிதாக சமைத்த உணவுகளை எடுத்துக்கொள்ளுங்கள்.

✻ இறைச்சி, கோழிக்கறி, மீன் போன்றவற்றை சிறு அளவிலேயே சாப்பிடுங்கள்

✻ உப்பான உணவுகளைத் தவிர்த்து விடுங்கள்

✻ சுத்திகரிக்கப்பட்ட சர்க்கரை, அதிக கொழுப்பான உணவுகளை மறுத்துவிடுங்கள்

✻ மது போன்றவற்றை அருந்தும் பழக்கத்தை விட்டுவிடுங்கள்.

18.16 ஆரோக்கியமான நபர் சிறுநீரக பாதிப்புள்ளவர்களுக்கு ஏன் தண்ணீர் அருந்தும் அளவு கட்டுப்படுத்தப்படுகின்றது?

அதிகமாக திரவங்கள் உங்கள் உடலில் சேர்ந்துவிட்டால், அதனால் கை, கால்களில் வீக்கம் ஏற்படுவது மட்டுமல்ல, அதனால் மூச்சு விடுவதில் சிரமம் போன்ற விளைவுகள் ஏற்படும். நீங்கள் டயாலிஸிஸ் சிகிச்சையிலிருக்கும் போது, அவை உங்கள் உடலில் அதிகமாகத் தங்கியிருக்கும் நீரின் அளவை முழுவதுமாக வெளியேற்றி, சரியான சமநிலையைப் பராமரிக்க முடியாது. ஆகவே தான் இந்தக் கட்டுப்பாடு தேவைப்படுகின்றது.

18.17 சிறுநீரக பாதிப்புள்ளவர்களுக்கு ஆகாரத்தில் உப்பின் அளவு ஏன் குறைக்கப்படுகின்றது?

சிறுநீரக பாதிப்புள்ளவர்கள் தங்களுக்குப் பரிந்துரைக்கப்பட்ட உணவில் உப்பின் அளவு எவ்வளவு இருக்கிறது என்பதை உன்னிப்பாக கவனத்தில் கொள்ளவேண்டும். ஏனெனில், அதிக உப்பு இரத்த அழுத்தத்தை அதிகரிப்பது மட்டுமின்றி, திரவச்சத்தை உடலிலே அதிகரித்து ஆபத்தை விளைவிக்கக்கூடியது.

18.18 ஆரோக்கியமான நபர், ஒரு நாளைக்கு எவ்வளவு புரதச்சத்தை உணவில் சேர்க்கலாம்?

ஒரு சராசரியான ஆரோக்கியமான ஒருவருக்கு ஒரு நாளைக்கு உணவில் அவருடைய 1 கிலோ எடைக்கு 1 கிராம் என்ற அளவில் புரதம் பரிந்துரைக்கப்படுகின்றது. உதாரணமாக, ஒரு நபரின் எடை 75 கிலோவாக இருந்தால், அவர் ஒரு நாளைக்கு 60 கிராம் புரதச்சத்து எடுத்துக்கொள்ளலாம்.

18.19 சிறுநீரக பாதிப்பு ஏற்பட்டவர்களுக்கு ஆகாரத்தில் ஏன் புரதச்சத்து குறைக்கப்பட வேண்டும்?

சிறுநீரகங்கள் சரியான திறனுடன் இயங்காத நிலையில், புரதச்சத்திலிருந்து கிடைக்கும் யூரியா போன்ற கழிவுப்பொருட்கள் இரத்தத்திலே அதிகரிக்கின்றது. இதன் மூலம் பசியின்மை, களைப்பு மற்றும் சோர்வு ஏற்படுகின்றது. உணவில் புரதச்சத்து குறைவாக சேர்க்கும்போது பழுதடைந்த சிறுநீரகங்களுக்கு; கழிவுப்பொருட்களை சிறுநீரில் வெளியேற்றும் தேவை குறைகின்றது.

ஆதலால், சிறுநீரகத்தின் பாதிக்கப்படாத பகுதிகள் அதிகமாக வேலை செய்வதினின்று பாதுகாக்கப்படுகின்றது. இது சிறுநீரக பாதிப்பு வேகமாக மோசமாகாமல் தடுக்க உதவும்.

18.20 சிறுநீரக பாதிப்புள்ளவர்களுக்கு ஏற்ற பொதுவான உணவு என்ன?

சிறுநீரக பாதிப்புக்குள்ளானவர்கள் தங்கள் உணவுமுறைகளில் தேவையான மாற்றங்களைச் செய்வது மிகவும் அவசியம். தண்ணீர் குறைவாக அருந்துவது, புரதச்சத்து ஆகாரத்தில் குறைவாக எடுத்துக்கொள்வது, உப்பு, பொட்டாசியம், பாஸ்பரஸ் போன்ற தாதுப்பொருட்கள் உள்ள உணவைக் குறைப்பது நல்லது. உடல் எடை குறையாதபடி, தேவையான கலோரி அளவுக்கு சாப்பிடுவது நல்லது.

18.21 'இந்து உப்பு' போன்றவற்றை சிறுநீரக பாதிப்புக்குள்ளானவர்கள் உணவில் சேர்க்கலாமா?

கூடாது. சாதாரணமான உப்பைத் தேவையான அளவில் சேர்த்துக்கொள்வதே நல்லது. இந்து உப்பில், சோடியத்துக்குப் பதிலாக பொட்டாசியம் சத்து அதிகமாக சேர்க்கப்படுகின்றதால், இதை எடுத்துக்கொள்ள வேண்டாம்.

18.22 சிறுநீரக பாதிப்புகளின் போது அதிகமாகிவிட்டது என்று சொல்லும் உப்பும், நாம் அன்றாட உணவில் சேர்த்துக்கொள்ளும் உப்பும் ஒன்று தானா?

இல்லை. சிறுநீரக பாதிப்புகளின் போது உப்பு அதிகமாகிவிட்டது என்பது கிரியாட்டினினைக் (*Creatinine*) குறிக்கும். நம்முடைய ஆகாரத்தில் சேர்க்கின்ற உப்பு, சோடியம் (*Common Salt*) என்று சொல்லப்படுகிறது. சிறுநீரக பாதிப்பின் போது அதிகமாகின்ற உப்பிற்கும், உணவில் சேர்க்கும் உப்பிற்கும் சம்பந்தம் கிடையாது. ஆகவே மருத்துவரின் ஆலோசனையின்றி, உணவில் உப்பை மிகவும் குறைப்பது ஆபத்தை விளைவிக்கலாம். மருத்துவரையோ அல்லது உணவியல் நிபுணரையோ கலந்தாலோசிக்காமல், உப்பை முற்றிலுமாகத் தவிர்ப்பது தவறு.

நினைவில் கொள்க

1. சிறுநீரகப் பாதிப்புகள் அறிகுறிகள் ஏதும் இல்லாமல் ஏற்படலாம். ஆகவே சிறுநீரக ஆரோக்கியத்தைப் பற்றிய பரிசோதனை செய்துக் கொள்ளுங்கள்.

2. நீரிழிவு வியாதி, உயர் இரத்த அழுத்தம் ஆகியவை சிறுநீரகப்பாதிப்பு ஏற்படக்கூடிய வாய்ப்பை அதிகரிக்கின்றன. ஆகவே இந்நிலையுள்ளவர்களுக்கு, அதிக கவனம் தேவை.

3. எல்லா சிறுநீரக பாதிப்புகளுக்கும் டயாலிஸிஸ் தேவைப்படுவதில்லை. ஆரம்ப நிலையிலேயே கண்டுபிடிக்கப்பட்டால், மருத்துவச் சிகிச்சை, உணவுக் கட்டுப்பாடு மற்றும் வாழ்க்கைமுறை மாற்றங்கள் மூலம் சரியாக்கக்கூடும்.

4. எல்லா பாதிப்புகளுக்கும் டயாலிஸிஸ் சிகிச்சை தொடர்ந்து தேவைப்படுவதில்லை – கடுமையான திடீர் சிறுநீரக செயலிழப்புக்கு 2 அல்லது 3 வாரங்களுக்கு மட்டுமே இந்த சிகிச்சைமுறை செய்ய வேண்டியதிருக்கும்.

5. நாள்பட்ட சிறுநீரக செயலிழப்பின் இறுதிநிலையை எட்டிவிட்டால், தொடர்ந்து டயாலிஸிஸ் சிகிச்சை செய்யப்படவேண்டியதிருக்கும் அல்லது சிறுநீரக மாற்று அறுவை சிகிச்சை செய்து கொள்ளவேண்டும்.

6. வயிற்றுவழி டயாலிஸிஸ் என்பதும் ஒரு சிறந்த சிகிச்சை முறையாகும் இதனைப் பயன்படுத்தி, இயல்பாக வாழ முடியும்.

7. மாற்று அறுவை சிகிச்சை செய்து கொண்டவர்கள், தொற்று ஏற்படக்கூடிய கூட்டமான இடங்களுக்குச் செல்வதைத் தவிர்ப்பது நல்லது. எதிர்ப்புச்சக்தியைக் குறைக்கும் மருந்துகளைத் தவறாமல் எடுத்துக் கொள்ளவேண்டும்.

8. **எட்டு தங்கவிதிகளை நினைவில் கொள்ளுங்கள்:**

* சர்க்கரைவியாதியை கட்டுப்படுத்துங்கள்

* இரத்த அழுத்தத்தை சரியாக பராமரியுங்கள்

* உடல் பருமனைக் குறையுங்கள்

* உடற்பயிற்சி செய்யுங்கள்

* உணவுக் கட்டுப்பாட்டில் கவனம் செலுத்துங்கள்

* புகைப்பிடிப்பதைத் தவிருங்கள்

* மது அருந்துவதை விட்டுவிடுங்கள்

* மருத்துவர் ஆலோசனையின்றி நேரடியாக மாத்திரைகள் எடுத்துக்கொள்ளாதீர்கள்

சிறுநீரக ஆரோக்கியத்தைக் காப்போம்

ஆனந்தமாக வாழ்வோம்.

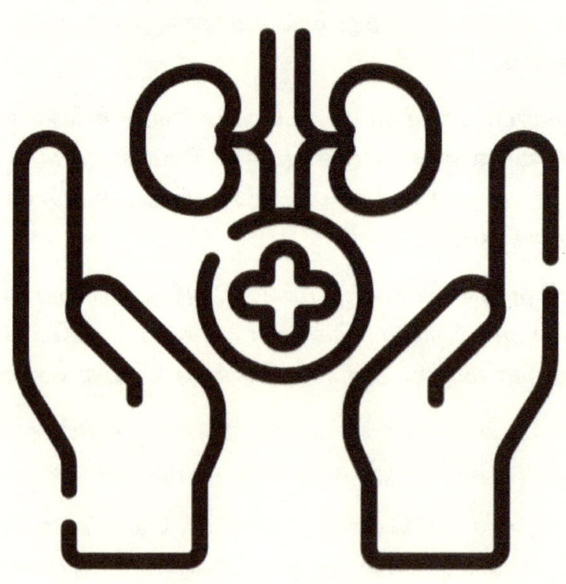

Follow us on social media

https://www.facebook.com/salemgopihosp

https://www.instagram.com/salemgopihospital/

https://salemgopihospital.in

https://www.youtube.com/@SalemGopiHospitals

Contact Us:

0427 2666444,

+91 98943 52229

IMAGE REFERENCES

1. *https://www.flaticon.com/free-icon/urinary-tract_2867436?term=kidney&page=1& position=93&origin=search&related_id=2867436*

2. *https://www.flaticon.com/free-icon/kidneys_7292497?term=kidney&page=1&positi on=77&origin=search&related_id=7292497*

3. *2.5.1 https://www.flaticon.com/free-icon/sugar-blood-level_3209174?term=diabete s&page=1&position=5&origin=search&related_id=3209174*

4. *2.5.2 https://www.flaticon.com/free-icon/arm_2855470?term=hypertension&page= 1&position=11&origin=search&related_id=2855470*

5. *2.5.3 https://www.flaticon.com/free-icon/heart-disease_8730536?term=heart+disea se&page=1&position=4&origin=search&related_id=8730536*

6. *2.5.4 https://www.flaticon.com/free-icon/folder_5935604?term=family+care&page =1&position=26&origin=search&related_id=5935604*

7. *2.5.5 https://www.flaticon.com/free-icon/kidney_3734641?term=kidney&page=1&p osition=1&origin=search&related_id=3734641*

8. *2.5.6 https://www.flaticon.com/free-icon/coronavirus_2947660?term=country&pag e=1&position=2&origin=search&related_id=2947660*

9. *4.4.1 https://www.flaticon.com/free-icon/bladder_7427510*

10. *4.4.2*

11. *4.4.3 https://www.flaticon.com/free-icon/fatigue_3736108*

12. *4.4.4 https://www.flaticon.com/free-icon/difficulty-breathing_3954119*

13. *4.4.5 https://www.flaticon.com/free-icon/itching_4844003*

14. *4.4.6 https://www.flaticon.com/free-icon/loss-of-appetite_7959758*

15. *4.4.7 https://www.flaticon.com/free-icon/vomiting_4844189*

16. *4.4.8 https://www.flaticon.com/free-icon/confusion_9418752*

17. *4.4.9 https://www.flaticon.com/free-icon/chest-pain_3736114*

18. *4.4.10 https://www.flaticon.com/free-icon/muscle-pain_3954164*

19. *4.4.11 https://www.flaticon.com/free-icon/mental-disorder_11604507*

20. *4.4.12 https://www.flaticon.com/free-icon/back-pain_6208946*

21. *5.2.1 https://www.flaticon.com/free-icon/drop-counter_2860289*

22. *5.2.2 https://www.flaticon.com/free-icon/arm_2868456*

23. *5.2.3 https://www.flaticon.com/free-icon/pills_8695220*

24. *5.2.4 https://www.flaticon.com/free-icon/kidney_6604251*

25. *5.2.5 https://www.flaticon.com/free-icon/dna_946375*

26. *5.2.6 https://www.flaticon.com/free-icon/kidney_3520859*

27. *5.2.7 https://www.flaticon.com/free-icon/holding_10049533*

28. *6.3 https://www.flaticon.com/free-icon/vaccine_4190642*

29. *8.2.1 https://www.flaticon.com/free-icon/dialysis_4246526*

30. *8.2.2 https://www.flaticon.com/free-icon/machine_10058683*

31. *8.6 https://www.flaticon.com/free-icon/dialysis-machine_12147739*

32. *8.10 https://www.flaticon.com/free-icon/machine_10058683*

33. *9 https://www.flaticon.com/free-icon/kidney_5793558*

34. *10 https://www.flaticon.com/free-icon/kidney_5935634*

35. *10.1 https://www.flaticon.com/free-icon/bladder_7427510*

36. *11 https://www.flaticon.com/free-icon/kidney_6604251*

37. *12 https://www.flaticon.com/free-icon/urinary-tract-infection_1754674?term=bladder+infection&page=1&position=2&origin=search&related_id=1754674*

38. *14 https://www.flaticon.com/free-icon/kidney-stone_5800277*

39. *14.3.1 https://www.flaticon.com/free-icon/urine_6202209*

40. *14.3.2 https://www.flaticon.com/free-icon/pain_3736120*

41. *14.3.3 https://www.flaticon.com/free-icon/cancer_11430561*

42. *14.3.4 https://www.flaticon.com/free-icon/burning-sensation_11433784*

43. *14.3.5 https://www.flaticon.com/free-icon/urinary_5979132*

44. *15 https://www.flaticon.com/free-icon/prostate-cancer_4939886*

45. *16 https://www.flaticon.com/free-icon/microscope_947539?term=dna+lab&page=1&position=1&origin=search&related_id=947539*

46. *16.1 https://www.flaticon.com/free-icon/blood-tube_2978935*

47. *16.3 https://www.flaticon.com/free-icon/dark-urine_4813693*

48. *17. https://www.flaticon.com/free-icon/diet_1410534?term=diet&page=1&position=2&origin=search&related_id=1410534*

49. *17.4.2   https://www.flaticon.com/free-icon/salt_2431475?term=salt&related_id=2431475*

50. *17.5 https://www.flaticon.com/free-icon/fruit-bowl_1868052?term=fruit+bowl&page=2&position=25&origin=search&related_id=1868052*

51. *Lastpagehttps://www.flaticon.com/free-icon/support_14777335?related_id=14777335*